もうストレスなんか怖くない!

「うつ」にならない習慣 抜け出す習慣

睡眠、食事、運動……、
「毎日の生活」を整えてストレスを減らし、うつを遠ざける!

小野一之 著

行動科学マネジメント研究所所長
石田 淳 協力

すばる舎

「このストレスは、もしかして〝うつ〟かも……」と思っていませんか？

……まえがきに代えて

■「うつ病未満」の人にこそ読んでほしい！

この本を手にとっていただいた方は、ストレスに苦しんでいるだろうか。わけのわからない倦怠感のようなもので、悩んでいるだろうか。

「どうにもヤル気が出ない……」
「眠りが浅い、夢が重苦しい……」

ストレスの多い世の中である。仕事での悩みを抱えているかもしれない。家庭内の悩みもあるかもしれない。「このままでは、うつになってしまうかも」と思っているかもしれないし、すでに何らかのうつ治療を受けているかもしれない。

始めにお断りしておきたいが、この本は「重症うつ病患者」向けではない。うつの定義はいろいろあるが、**要するにこの本は、「軽いうつ」「気持ちが落ち込む」「うつかもしれない」「気分障害と言われた」……といった人を意識している。**

つまりこの本は、「もしかしてうつかもしれない」と思っている人、医者から「軽いうつです」「自律神経が乱れていますね」などと言われている人、「ストレスがたまっているなあ」と思っている人のための本である。

「落ち込み以上、うつ病未満」の人と言ってもいい。

また、長年「軽いうつ」と言われて、すっかり薬漬けになり、今の不調や落ち込みが「うつ」から来るものか、薬の副作用か、運動不足（うつになると動きたくなくなる）などによるものか分からなくなっている人も多い。そういう人にも読んでほしい。

あなたの病気は、うつではないかもしれない。冷静になってみよう。

うつはとにかくつらい。鬱々と何もやる気がせず、会社や学校にも行きたくない。布団をかぶって寝ていたい。ひどくなると「死んでしまいたい」と考えるようになる。

実際、日本で「うつ病が原因、あるいは原因かもしれないで自殺に至った人」は、ここ何年も、毎年1万人を超えると言われる。

だがそういう人は、そもそもこういう本を読む前に、一刻も早く〝誠実な〟専門医の正確な治療を受けるべきだろう。**いま本当に問題にしなくてはならないのは、「ストレスで体調や気分を崩している人」「うつ病未満の人」「軽いうつ」の多さだ。**

ご存じの方も多いと思うが、20年ほど前から「うつは心の風邪」と言われるようになり、国も医師会も製薬会社も精神病院（メンタルクリニック）も、

「うつは誰でもかかる普通の病気。しかし軽いうちなら簡単に治ります」

というキャンペーンを張った。では、うつは風邪のようにあっさり治ったか――ＮＯである。ここ20年で、うつ病ないしはそれに近い病気で通院する人は、実に3倍以上に増えた。

これは厚生労働省のデータで、後ほど説明したい（↓第1章）。

私自身、「自律神経失調症」と言われて20年以上たつ。良くなったり悪くなったりを繰り

返しながら、何とか仕事はこなせている。

これがいわゆる「軽症うつ」というものである。

『「うつ」は、ゆっくり治せばいい！』。これはだいぶ前に書いた私の本のタイトルである。うつは長引くから焦らずじっくり治せばいい、うつと同居するぐらいの気持ちでいたほうが、悪化もしない——そういう内容だった。

たしかに悪化はしなかったが、完治もしていない。いまだに〝ゆっくり〟治している状況だが、焦って大騒ぎするのは、もっと良くない。やはり「ゆっくり」なのである。

けれども完治には、ある程度の〝自助努力〟が必要になると、しみじみ感じている。

■「悩み」は「うつ病」ではない！

どんな病気でも、医学が進歩すると治療法も医薬品も開発され、たとえ患者数がいったん増えても、徐々に減っていくものだ。しかし**うつ患者はどんどん増えた。これは通院患者数であり、潜在的な「うつっぽい」人は、もっと増えているだろう**（↓P74）。

この間、さまざまな新薬が開発された。そのたびに「魔法の薬」などと言われたが、患者数はむしろ増えていった。悪い疫病に襲われたわけでもないのに、この数字は異常だ。早い話、「抗うつ薬」などの薬が効いていないのである。

結局儲かったのは、製薬会社と病院だ。それまでは単なる「内科」だった病院が「心療内科」の看板を掲げる。高価な抗うつ薬を投与すれば、病院の収入も増える。

私は、**今の日本でうつ病に苦しんでいる人の多くは、いわゆる神経症、適応障害のたぐい**だと思っている。実は「心の風邪」ではないのだ。もっとややこしい病気である。何しろ、見えない〝心〟に関わるのだから……。

またこの種の病気に悩む人の多くは睡眠障害である。眠れない、眠ってもすぐに目が覚める……そこへ睡眠薬が処方される。ところが睡眠薬の多くは依存性が強い。最初は1錠で眠れたものが2錠、3錠と増えていき……、そのうち、睡眠薬がないと眠れなくなる。

ではこの人たちは「何病」なのだろうか。

広い意味ではうつ病だろう。しかし、**生きているといろいろな悩みも生まれる。それによって落ち込んだりふさぎ込んだりもするだろう。だがそれは「悩み」「ふさぎ込み」「心配性」であって、本当に正確な意味での「うつ病」ではない**と私は思っている。

「新型うつ」ということまで言われるようになり、従来のうつ病のパターンとは異なる人が増えた……と医者や製薬会社は言う。それに異論を唱える本もたくさん出版された。

「薬でうつは治らない」――と。

〝心が折れそうになっている〟人は多い。そういう人は、すべてが「うつ病」ではないと思う。今では、この段階の人には抗うつ薬は効かない、というのが定説にもなっている。

■きっかけは「SSRI」の登場？

きっかけは1999年の「SSRI（選択的セロトニン再取り込み阻害薬）認可」ではないだろうか。製薬会社などは「全く新しい抗うつ薬。副作用も小さい」とアピールした。そして2000年に、PHP新書から『「うつ」を治す』（大野裕＝著）が出て、〝一般書〟としてヒットした。これも小さなきっかけだろう。

この本は、それまでこそこそと通院していたうつの人に勇気を与えた。わかりやすく、「うつは特別な病気ではありません」と解説している名著である。今は改訂版が出ているので、一読をお勧めする。

この本を初めとする「うつ本」をきっかけに、〝うつまがい〟の人まで「私、今日はうつで……」と言える世の中になっていった。そしてさらに新薬が開発されたが、逆にこの頃を境にうつの患者数は一気に増えていった。

うつまで行かなくとも、ヤル気のなさや疲れ、ストレスに苦しむ人は増えた。こういう人にも従来の抗うつ薬だけでなくＳＳＲＩが処方された……。

ＳＳＲＩは新薬だから薬価が高い。ＳＳＲＩが日本で認可されて以来、薬メーカーは「新型抗うつ薬」を医師に「画期的な薬です！」とセールスした。医師はそれを処方する――。製薬会社にとって「うつ」は宝の山になったのである。さらに、新聞の全面広告などで「あなたはうつかもしれません……」と〝啓蒙〟する動きも高まった。

しかし患者数の異常な増加を見ればわかるように、ＳＳＲＩはうつには効いていない。

世の中の閉塞感でうつが増えたのも一面では事実だろう。しかしそれだけで患者数が10年や20年程度で2倍、3倍になるとは思えない。

それまでは、落ち込んだり憂うつになっても、気分転換をしたり、ブツブツ言いながらも我慢したり、少し休めばそのうち治ると多くの人が思っていた。そういう人が「うつは軽い病気である」という啓蒙活動によって、病名を与えられたのだと言ってもいい。

言い換えれば**「ノイローゼ」とか「軽い落ち込み」で処理されていた症状が「うつ病」に〝なってしまった〟**のである。

「何となく落ち込む」といった程度の人が精神科、心療内科を受診するようになった。精神科の敷居が低くなったのだ。それはそれでいいことだろう。

だが、イライラする、何となくヤル気がしない……こういう軽い、いわばうつの初期症状の人にまで、向精神薬（抗うつ薬、精神安定剤、睡眠薬など）が投与される――。

だが当時の精神科医の多くは、薬に頼るしか方法を持っていなかった。製薬会社も、本当に「薬は効く」と信じて開発しただろう。

強引な言い方をするなら、**現在の〝うつ患者〟の7、8割ぐらいは何十年も前から言われていた「うつ病」とは、少し違う病気だろうし、「私って、うつかも……」と思っている人の大半は、「通常より少し強い程度の落ち込み」かもしれない。**

もちろん軽くても「うつ的病理」を抱えていて、つらい。だが、「もうダメだ、消えてなくなりたい、死んでしまいたい！」と思うほど重篤ではないはずだ。

こういう人は、何十年も前から言われていた「うつ病」と違って、軽い。いやむしろ〝別の病気〟だと言ってもいい。だから抗うつ薬も効果がない。

私は今、抗うつ薬は飲んでいない。効かないからである。効かないのに、副作用の強い薬を飲む必要はないと主治医も「断薬」を指導する。

■多くの「うつ」は生活習慣病とも言える

現在、やっと抗うつ薬や抗不安薬（精神安定剤）、睡眠薬などの過剰投与が問題になっている。これについてはプロローグ、第1章でも説明したい。

しかし、すでに薬漬け、半ば薬物中毒に近い人も多い。そして、その人たちが「うつ病」として治療される。症状は少しも良くならない。

また、抗うつ薬や睡眠薬の多くは「劇薬」指定されている。今は、睡眠薬自殺などできないぐらい安全とはいえ副作用はきつい。また、たとえば高齢者（65歳以上）には処方がむずかしくなる薬もある。現在60歳で抗うつ薬や睡眠薬に依存している人は、〝あと5年〟で、この薬を大幅に減らすか切るか、しなければならない。

実はこれは切実な問題である。

そもそも長年、向精神薬を飲んでいる人たちは、うつ病なのか薬の副作用なのか判別できなくなっている。厚生労働省も医療現場もさすがに「まずい」と思ったのか、**「新型うつ」などとうつ病を増やしておきながら、今は「うつは生活習慣病」というガイドラインができ**

はじめている。

医療現場でも向精神薬の処方は、以前に比べて格段に減った。

不規則な生活を続ける、昼夜が逆転して常態化している、食生活もいい加減……このように生活のリズムが狂うことによって、睡眠障害になり、「自律神経」が乱れる。やがて「ヤル気がない」「朝がきつい」といった症状になる——というわけだ。

まさに生活習慣が強く関わっている。

「どういう考え方があるにしても、つらいものはつらい」

うつ傾向の人は、そう思うだろう。実際その通りだと思う。はっきり「病気」と宣告されなくても、ストレスがたまったりショックな出来事があると、精神的にかなり堪える。そこに、「気にしない、気にしない！」などと言われると、いい気持ちはしない。

しかし、落ち込んだ気分を上げるのは、〝自分〟なのである。うつに「頑張れ」は禁句だとされているが、何もしないのでは治らない。

気が滅入って引きこもる→外出しないから体力が落ちる→ますます疲れやすくなる→全身

倦怠感、疲れやすさなどのうつの症状が強くなる→だるいのでなお、外出したり人に会わなくなる……まさに「うつのスパイラル」である。

うつが生活習慣病ならば、その生活習慣を変えてやることで、うつは軽くなる。副作用の強い薬など不要なのだ。眠り、食事、運動……これを「うつになりにくい習慣」に変えてゆく。多くの「うつ病未満」の人の治療は、そこからスタートだ。

もちろん、それは口で言うほど簡単ではない。そもそもうつ傾向の人は、何もヤル気がない、だるい……という状態だ。頭の中で「動かなければ」と思っていても、「今日はダメだあ～」と寝込んでしまうものである。

私自身そうだったから、この気持ちは痛いほどわかる。

だからこそ、そこに至るまでに手を打っておきたいのである。つまり、できれば「うつ病未満」になるまでに生活習慣を見直したいところだ。

しかしそれでも、うつ（うつ傾向）になった――としよう。

だが、ここで少し頑張るかどうかが、脱出のカギになるのである。まず**引きこもりがちで鬱々としている人は、1日5分でもいい、外出する習慣をつくること**だ。ポストに行くだけでもいいし、近くに買い物に行くのでもいい。小さな努力をしてほしい。
無理のない散歩の習慣が体にもいいのだが、散歩でなくとも何か理由をつけて、とにかく屋外に出ることだと思う。

薬は最低限の軽い安定剤だけでいい。元気になれば、その安定剤も飲み忘れるほどになるはずだ。この本では、私なりに何度か、うつでのたうち回った（もっと重い人はいくらでもいるが）経験を踏まえ、「うつになりにくい、うつを抜け出す習慣」を考えたい。

そのとき、「日常のさまざまな行動をどう習慣化するか」という考え方が必要になる。たとえば早寝早起きをして「散歩」の習慣をつければ、うつになりにくいのだが、その習慣をどうつけるか……。ここが大きなネックになる。

つらいときは散歩もできないものなのである。

そこで第4章では、「習慣を無理なく身につける」ために非常に効果的な手法でもある「行動科学マネジメント」の第一人者である石田淳氏の協力で、新しい視点から「うつを防ぐ方法」を紹介していく。

■とにかく「ストレス」を遠ざけよう！

では、どういう人がうつになりやすいのか……。たしかに、生活習慣以前に「気にしやすい」「心配性だ」という人は、うつになりやすいだろう。

今のうつの原因は、ほとんどがストレスだと言っていい。だが軽いものならともかく、きついストレスは薬では消えない。**原因であるストレスを放置したまま薬を飲んでも、あまり効果はない**のである。

まずストレスを取り除こう。ストレスがたまったままだと、元気もなくなり不眠などにつながり生活習慣が崩れて、うつ病から抜け出せなくなる。

生活リズムが、あまりにも不規則だったり極端な夜型だったりすると、自律神経が乱れ、脳が悲鳴を上げる。しかし、医師や看護師は日常的に不規則な生活だし、警備員は夜型だ。そういう人がすべて、うつになるわけではない。

「うつになりやすい生活習慣」とは、もう少し違ったところにある。

本書はそれを掘り起こし、「生活改善」のアイデアを提唱していく。

私は、ストレスそのものは仕方ないと思っている。ストレスを強く感じる人は、気くばりもできるし繊細だと考えてしまえばいい。逆にストレスなど感じない人は傲慢で上から目線かもしれない。もちろん一概には言えないのだが……。

けれども、「つらい」のは避けたい。ストレスがたまると、みんなつらい。つらい人の周りもつらい。さらにそれで自律神経が乱れると体のあちこちに変調を来《きた》す。胃腸の具合も血圧も悪くなるだろう。それでは〝長生き〟もできない。

長寿老人のほとんどが、「ご長寿の秘訣は？」と問われ、「くよくよしないでストレスをためないことですよ」と言う。その通りなのだ。

プロローグでは「うつになるかも……」と漠然とでも思っている人に、行動をいい意味で「パターン化」することをお勧めする。

第1章では、なぜここまで精神疾患が増えたかについて、データも交えて考えてみる。たしかにうつ病は増えたが、多くは気分障害、適応障害などであることがわかると思う。

第2章では、そもそもなぜストレスがたまるかを考えてみる。自律神経というものの重要な働きについても言及したい。

第3章では、うつになりやすい生活習慣、うつにならない生活習慣について説明する。また、うつ脱出のために生活習慣をどう変えるかを説明する。

そして**第4章**は、生活を整えリズミカルに快適にする簡単な方法を、石田淳氏の「行動科学マネジメント」の視点で書いていただいた。

＊

ストレスまみれの世の中である。とくにビジネスマンは不況が続き、仕事は忙しい。悩まなくてもいいことを悩まざるを得ない。経営者は資金繰りが頭痛の種だろう。絶え間ないプレッシャーでストレスがたまり、「このままでは、うつになってしまうかもしれない……」と不安に思っていないだろうか。

心配はいらない。対処法さえ間違わなければ、うつはそんなに深刻な病気ではないのだ。うつにならない習慣も、うつから抜け出す習慣も、そんなにむずかしくはない。

うつのサインを早めに察知し、医者と薬に頼らず、しかし頼るべきところは頼り、生活習慣を改善することで「心の病」の進行は防げる――。

この本がその一助になれば幸いである。

小野一之

２０１７年１月

「うつ」にならない習慣 抜け出す習慣
目次

プロローグ

「私も、うつになりそう」と思っているあなたへ

ストレスだけでなく、生活習慣が乱れると「うつ」の原因になる。
毎日の生活を見直すことで自律神経を安定させよう。

第1章 軽いうつで薬に手を出してはいけない

「うつ」の人はずっと増え続けている。
しかし今のうつ病の多くは、〝つくられた病気〟かもしれない。

第2章

そもそも、なぜ「ストレス」がたまるのか？

「うつ」の最大の原因はストレスだと言ってもいい。
まず、この「ストレス」という厄介なものの正体を押さえておこう。

第3章

ストレスをためず、うつにならない習慣

抗うつ薬などの「薬」でストレスはなくならない。大切なことは、ストレスやうつに強くなる「習慣」を身につけることだ。

第4章

誰にでもできる〝科学的〟な習慣化

ストレスや「うつ」に強くなる習慣を身につけるには、「行動科学マネジメント」の考え方が有効である。

特別寄稿　石田淳

DTP　ベクトル印刷㈱
編集協力　ケイ・ワークス
中西　謡
本文写真　アマナイメージ
カバーデザイン・装画　藤塚尚子
（ISSHIKI）

プロローグ

「私も、うつになりそう」と思っているあなたへ

ストレスだけでなく、
生活習慣が乱れると「うつ」の原因になる。
毎日の生活を見直すことで
自律神経を安定させよう。

1 大丈夫、働けないほどの「うつ」は多くない

❖――多くのうつ病に抗うつ薬は、あまり効かない

「まえがきに代えて」で、「今、うつと言われている人の7、8割は、本当のうつではないかもしれない」と書いた。誤解のないように、このことについて、まず触れておきたい。

うつ病は基本的に「脳」のホルモン異常によって起こる病気である。これは、気が小さいとか周囲を気にするといった性格とは無関係に起こることもある。元気いっぱいの豪傑タイプの人でも、うつになる。要するに脳内のホルモン異常が〝器質的〟に起こっているのである。こういううつ病を**「内因性うつ病」**と言う。

かつては「躁うつ病」と呼ばれていたものだ。

このタイプのうつ病には、抗うつ薬がよく効くとされている。

しかしもうひとつ、気が滅入ったり後悔ばかりする心配性の人が、ストレスに耐えられなくなってうつ病になる場合がある。それによって、やはりホルモン異常が起こる。これが「心因性うつ病」である。今、うつ病、あるいは適応障害といったうつ的な病気で悩んでいる人の多くはこの心因性うつ病だ。

このタイプのうつ病は、不安神経症が進行したようなものだと思えばいい（もちろん例外はある）。心因性でもうつはうつだから、つらい。しかしこういう人たちには、抗うつ薬は、あまり効かないのである。少なくとも**抗うつ薬は、ストレスを消してはくれない。**

ここ20年で増えたのは、このタイプのうつ病である。

精神科（普通、入院設備がある）や心療内科（いわゆる「クリニック」）も、かつてはこのタイプの人にどんどん抗うつ薬を処方したが、今は自粛している方向にある。

原因になっているストレスや不安をそのままにして薬に頼るのは、いわばエンジンを空ぶかししているようなものだ。薬で治すのではなく、原因を探り出したり、うつになりやすい生活習慣（不規則な生活など）を見直すことで治す——と考えるべきなのである。

❖——軽いうつ状態は少しの精神安定剤だけで充分である

たとえば人間関係や仕事に悩んで憂うつな気分になっているとしよう。ここで軽い精神安定剤ぐらいならいいが、睡眠薬（最近は睡眠導入剤と言われる）や抗うつ薬を飲み始めると、最初は効いても、量がどんどん増えていくことがよくある。

軽い精神安定剤は内科でも「眠れないんです」と訴えると、気軽に処方してくれる。精神安定剤には眠くなる作用もあるからだ。初めて飲む人などはすぐ眠くなる。ところが精神安定剤を朝晩飲んでいると、飲んでも眠くなくなる。また、最初のうちは不安やイライラがすーっと消えていたのが、何錠も飲まないと効かなくなる。

これが、いわゆる薬物依存である。

眠れないときは、その数倍も催眠作用のある睡眠薬を服用することになる。

ベッドから起き上がれないほどの重度のうつになったときは、ある程度抗うつ薬が効くと思う。多くの人は睡眠障害を伴っているから、睡眠薬も有効だろう。

しかしこれが1年、2年と続くようではいけない。**抗うつ薬や睡眠薬のなかには、アメリカではドラッグとして使用が禁止されているものもある。**何年も飲んで気分が上向かないのであれば、それは「効いてない」ということだ。

薬物療法以外の方法を考えたほうがいい。

私は医師ではないから、そこまで重程度のうつ病については、軽々しく対策を書くべきではないと思っている。そもそもそんな人は、本など読めない。だが、「もしかして私、うつかも」「最近どうも気が滅入る」……といった軽い状態なら、読める。

抗うつ薬や精神安定剤は、うつ状態を軽減してくれるかもしれないが、ストレスの原因をなくしてくれるわけではない。まず、原因は何かを突き止めてほしい。

そして多くの人は、それが何かをわかっているはずだ。

友人関係だったり将来への不安だったり、仕事への不満や不安だったり……。これをなくすには、考え方を変えてみる。悪いほうにではなく、いいほうに考える。

私は何でもプラス思考という考えを好まないが、マイナス思考だけでは、もっと良くない。

❖——今の「うつ」の大半は「気分障害」「神経症」レベル

人間、よほどの楽天家でなければ悩みもする。ストレスもたまる。

ストレスを発散するようにしていればいいが、そう簡単なものではない。そしてそのストレスが、精神や体に変調を来《きた》す。

ストレスのたまりやすい人は、早い話、心配性である。人間は大なり小なりストレスを感じるものだが、普通は適度に発散する。これが「たまって」いくのだ。

ここに1個のコップがあると思っていただきたい。ストレスを発散させるのが下手な人は、コップ一杯にストレスという水がたまっている。ここへ何かの新たなストレスがコップに加わると、新たなストレスが小さなものでも、水はあふれてしまう。

あふれる――つまり、うつ的状態だ。だから、**うつにならない方法は、ストレスをためないことに尽きる**と言ってもいい。コップに半分のストレスしかなかったら、そこに少々のストレスがかかっても、コップの水はあふれない。

だが、今「うつ病」と言われている人は、本当に「うつ」なのだろうか。

「うつ病」か、そこまでいかない軽い状態かの見分けは、「自殺したくなるかどうか」だと私は体験上、思っている。うつ病になると、このまま死んでしまいたくなる。しかしイライラやパニック障害などの神経症には、この「自殺念慮」はあまり起こらない。

ただ、高血圧などのように数値が出るものと本質的に違い、うつの場合は病状を〝自己申告〟する。見た目に、目もうつろでまったく覇気がないという、〝誰が見てもうつ病〟という人もいるが、多くは自分で、「最近ちょっと眠れない」「元気がない」という程度から始まるものだ。ここで「自分はうつだ」と思ってはいけない。

ただ、「消えてなくなりたい。死んだほうがいい」……となっていれば、うつの可能性は高い。もちろん適応障害などでも死にたくはなるから、一概には言えない。そもそも本当に重くなると、自殺する気力すら起こらない。「自殺」という点で言うと、うつの初期や治りかけのほうが危ないのである。

それでも、消えてなくなりたい、死んでしまいたいほどつらい——こういう状態が2週間以上続くようなら、「うつ病」だと思っていいだろう。言い換えれば、自殺念慮が小さいようなら、「神経症」の段階だということだ。

重い場合は、専門医の治療を受けてほしい。そして**なかなかむずかしいことだが、少しでも気楽になるように工夫したり、リラクゼーションを心がけたい**。

全身倦怠感やヤル気のなさも伴うから、引きこもりになったり、遅刻も増えるだろう。会社員ではなく在宅勤務の人や自営業の人は、昼頃まで眠っていたりもする。そうなると体力も落ちて疲れやすくなり、ますますヤル気をなくす——。

こうした生活習慣の乱れがうつになりやすいことも、改めて強調しておきたい。それはこのあと42ページで述べるように「自律神経」というものが大きく関わってくるからだ。

うつを治すには、無理せず、頑張りすぎず、休んだほうがいい。しかしそれは重くなった場合のこと。初期の軽症のときは、意識して身体を動かすようにしたい。

2 うつは、初めが肝心です！

❖──うつの判断基準は、あくまで目安と思おう

41ページに、うつの程度を判断する簡単な基準を挙げた。しかし、ここでどうしようもない状態だと診断されたとしても、それほど心配することはない。とりあえず信頼できる心療内科か精神科に行ってみよう。

この基準は、ＩＣＤ10と言われる。だが、これも絶対とは言えない。血液検査のように数値で判断するものではなく、何だか曖昧とも思える「文章」でできている。たとえば小項目の②と③は、大まかに言えば同じようなことを表現している。

うつ病の基準はこのように、非常にあやふやとも言えるのである。

「抑うつ感１００以上はうつ」

といったものではない。だから私はこの基準を、ある程度信用はしているが、あくまで

ひとつの〝目安〟だと思って、結果が悪くても深刻に考えないようにしている。

とくに最近増えたうつの人の症状は軽い。昔なら「元気出せよ！」で終わっていたかもしれず、実際しばらくはつらくても次第に治っていくことが多かったのではないだろうか。

他にもいろいろな判断基準があるが、そもそも抑うつ感という感情は人によって感じ方が違う。ある人が「うつっぽくてつらいんです」と言い、別の人が同じことを言っても、症状がはた目にもまったく違うときも多い。

そもそも、不快なことがあれば大なり小なり抑うつ感を抱くのが人間というものだ。だから、「ここまでの抑うつ感は大丈夫で、これ以上は病気の恐れがある」、という考え方自体、ある意味でとても無理があると思う。

抑うつ感やストレスを強く感じても、それほどあわてることはない。「うつかもしれない」と深く考え込むこともない。

働けない、何もしたくない、というほど重いうつはそんなに多くないのだ。神経症レベルなら、薬などには頼らず少しだけ頑張ってほしい。多くの人は、「少し気持ちが落ち込んでいる」程度かもしれないのである。

「うつかもしれない」と思い込んでいるだけかもしれない。

❖——少しいい加減に、アバウトになってみよう

人間誰でも、程度の差こそあるが、〝ヤル気〟が起きないことはある。憂うつで会社に行きたくないこともあるだろう。おっくうでゴロゴロしていたい日もある。

しかしそれらは、基本的に「うつ病」ではない。「おっくう」「憂うつ」が「うつ病」になる分岐点は、「つらさ」が伴うかどうかだと私は思う。**うつ病になると、「ヤル気が起きない」だけではなく、「つらくて何もできない」というふうになる。**

この「つらさ」の原因になったこと（たとえば肉親の死）からずいぶん時間がたっても、まだつらいようだと、うつ状態もひどくなっていると思っていい。しかしまだ、深刻になることはない。ある意味で、この初期段階が最も重要かもしれないのだ。ここで、いかにしてストレス解消を考えるかがカギになる。

ではどうすればいいか——。

むずかしいことだが、少し〝いい加減〟になってみよう。要するに、開き直りである。そもそも神経症やうつ病になる人は、几帳面で融通がきかない。

「自分はこんなにアバウトでいいんだろうか……」と思うぐらいでちょうどいいと思う。

国際疾病分類（ICD-10）によるうつ病の診断基準

主症状	①抑うつ気分（気持ちが落ち込む） ②何をやってもつまらないし、喜びも感じない ③疲れやすく、活力が低下している
その他の一般的症状	①集中力・注意力が低下する ②自信がなくなり、自己評価が低くなる ③自分はダメだと自分を責める ④将来に対して悲観的になる ⑤自殺を考える ⑥睡眠障害（不眠・過眠・中途覚醒） ⑦食欲不振（あるいは過食）

（以上の症状が2週間以上続いているのが前提になる）

	病的とはいえないうつ状態	軽いうつ	中程度のうつ	重症のうつ
主症状	1つか、なし	少なくとも2つある	少なくとも2つある	3つすべてある
その他の一般的症状	ないか、1～2	少なくとも2つある	少なくとも3つある	少なくとも4つある
家庭的・社会的・職業的活動	何とかやれる	いくぶん困難	かなり困難	ほとんど不可能

しかしこれはあくまで「目安」。
この結果のみで判断する医者はいない。
各項目の症状を分析していくことが大切！

3 生活習慣が乱れると、自律神経も乱れる

❖——そもそも自律神経とは、何だろう

「自律神経失調症」というものがある。

人間は、脳が〝自律的〟に呼吸や血流をコントロールしている。胃腸などの内臓もそうである。手足などは自らの意思でコントロールしているが、たとえば「この夕食は、早めに消化しよう」とか「心臓は止まらないようにしよう」などとは考えない。これらは、脳がほどよくコントロールしているのだ。しかし、**ストレスがたまったり不規則な生活を続けていると、この「自律神経」が乱れてくる。**

これといって内臓などに異常がないのに、原因不明の症状が出てくる状態である。頭痛、下痢、便秘、胃痛、体がだるい、疲れやすい、めまい……そしてそれらによる不安感や不眠など、ありとあらゆる症状が出てくる。

自律神経は内臓や血管など、全身をコントロールしており、周囲の状況に合わせて脳が体の機能を調整する。たとえば、暑いと汗をかき、寒いとトイレが近くなる……というように働くわけである。

生命を維持するためにはなくてはならないものだ。

いずれにせよ、自律神経が乱れるとうつへ進行することも多い。体の調子も悪く、めまいや不眠などが続くと、気持ちも参ってしまう。

だが、最近は軽いうつや、極端な場合、悩みのようなものも「新型うつ」と言われ、何でもかんでも「うつ」にされている傾向も否定できない。**心や体に気をくばるのはいいことだが、単なる落ち込みや悩みに病名を与えるのは、果たして正しいだろうか。**

私は、うつ病を細かく分類したくはない。軽い・重い程度の分類でいいはずだ。

たとえば「適応障害」である。要するに、置かれている環境や状況に気持ちが適応できず、「これでいいのか」「これではいけない」「なぜなんだ」……などと悩んだりパニックになる。これも広い意味では、うつとされている。しかし、まだ軽い段階だ。

ここで薬に頼るよりは、「今の状況を受け入れる」ように考え方を変えるほうがいい。これも立派な、うつ治療法である。60ページで詳しく説明するが「認知療法」と言う。

軽くてもうつはかなりつらい。多くの人は日によって、あるいは時間によって波があり、良くなったり悪化したりを繰り返す。調子のいいときは周囲から見ても、うつとは思えないぐらい普通である。だが不調のときは、消えてなくなりたいほど気が重いし、ヤル気も起きない。はた目にも元気が感じられない。

この状態で頑張って出社したりするから、症状はなかなか良くならない。自分でも制御できない不安や焦りがつのり、次第に抑うつ状態が重くなっていく。

❖自律神経失調症の原因は、生活習慣の乱れとストレス

前述したように、軽いうつや自律神経失調症の場合、身体症状が表面に出ることが多い。私も最初は、これだった。医師からも「自律神経が乱れていますね」と言われ、軽い精神安定剤を処方された。

精神安定剤は、自律神経を正常に整える効果がある。

ただ、自律神経失調症は神経症、うつ病は精神病である。だから医学的に言うと、本来は異なる病気なのだが、実際には明確な線引きはむずかしい。とくに軽症うつ病の場合は自律神経失調症の症状を強く示すことが多いものだ。

自律神経失調症の原因は、大きく2つある。

ひとつはストレス。もうひとつは生活習慣の乱れである。

簡単に言うと、強いストレスがかかると、脳のホルモン分泌に異常が出る。

この**自律神経は、主に「交感神経」と「副交感神経」でできている。交感神経は、いわば〝プラス〟、副交感神経は〝マイナス〟の神経**である。

交感神経が活発になると、アドレナリン、ノルアドレナリン、これらの物質の前に働くドーパミンなどの脳内神経伝達物質の分泌も活発になる。興奮しているとき、意欲が高まっているときなどは、アドレナリンなどが激しく分泌されている。スポーツの対戦前などは、分泌が最高潮になっているだろう。

しかし、いつもこの状態だと体も心も興奮状態にあり、ストレスはたまる。

一方、副交感神経は内臓などを落ち着かせる役目をしている。リラクゼーションのためには、**たとえば目を閉じて横になり、静かな音楽などを流す。こうすることで副交感神経が働き、リラックスできる**のだ。

脳波のなかの、いわゆる「α《アルファ》波」が増えるのも、こういう状態である。

自律神経が乱れると副交感神経の働きが鈍くなるから、リラックスできない。

❖——自律神経失調症は、放っておくとうつに進行する⁉

通常は、交感神経と副交感神経はバランスよく働いている。交感神経によるホルモンは昼間に多く分泌され、副交感神経によるホルモンは夜に多く分泌される。

夜になると眠くなるのも、そのためなのだが、不規則な生活を続けていると、この分泌のバランスがおかしくなる。眠れなかったり、眠ってもすぐに目が覚めたりする。結果的に良質の睡眠が得られず、うつ傾向に流れていくのだ。

食事の時間がバラバラというのも、良くない。

人間は本来、規則正しく生活することで健康を維持できるようになっている。たとえば、いつも朝食抜きの人が、たまたましっかり朝食を摂ると、下痢や嘔吐の症状を示すことがある。これは、いつもなら入ってこない時間に食物が入ってきたため、胃腸がびっくりするのだと思えばわかりやすいだろう。

交感神経は昼間に強く働き、副交感神経は夜に強く働くのだから、基本的に、早寝早起きがいちばんいいのだが、職業によってはそうもいかないだろう。夜は必ず眠らなければならない——というのであれば、夜の仕事の人はすべて「うつ予備軍」になる。

夜型でも、それが固定されていればそんなに神経質になることはない。ただ、ある日は朝まで仕事をし、ある日は夕食後にすぐ眠る……といった生活は、できるだけ避けたい。

要するにこの2つの神経がバランスよく働いていれば、人間は正常な状態でいられる。しかし、何かの原因で2つの神経の切り替えスイッチがうまく働かなくなると、夜になっても眠くならなかったり、朝食を食べられなくなる。心身が不安定な状態になるのだ。


これが「自律神経失調症」である。

たとえば、冬に少し暖房の効いた場所に入っただけで大汗をかく。また、安静にしているのに動悸が収まらないのは、交感神経が異常に働いているからだ。また副交感神経が強すぎると、下痢やめまい、手足の冷え、食欲不振などの状態になる。そもそも夜眠れないのは、交感神経から副交感神経への切り替えができていないからだと思っていい。

自律神経のアンバランスを正すにはいろいろな方法がある。くわしくは本書の後半で述べたいと思う。


倦怠感が抜けなかったり、内臓に異常はないのに胃腸が重い……そういうとき、医師は「自律神経のバランスが崩れているようですね」と言うことがある。**もともと胃はストレスに弱いのだ。しかしそれは場合によっては「うつ病の初期段階」**だとも言える。

4 自律神経失調症と「軽症うつ」「適応障害」

❖――「軽症うつ」は、本当にうつ病なのか?

強い精神的ショックや徹夜続きなどの肉体的過労(これもストレスである)でうつ病になった場合は症状も重い。しかし慢性的なストレスで、「うつっぽく」なっている人の場合、うつの程度は低い。要するにストレスに対する抵抗力が弱いため、わずかなことで落ち込んだり気に病んだりするのである。

これは、病的なうつとは言えないだろう。

もちろん病的でなくても、つらいものはつらい。しかし、それは「悩み」や「落ち込み」であって、何も手に着かないほどひどくはないはずだ。

「うつ」を重症度で分けると……

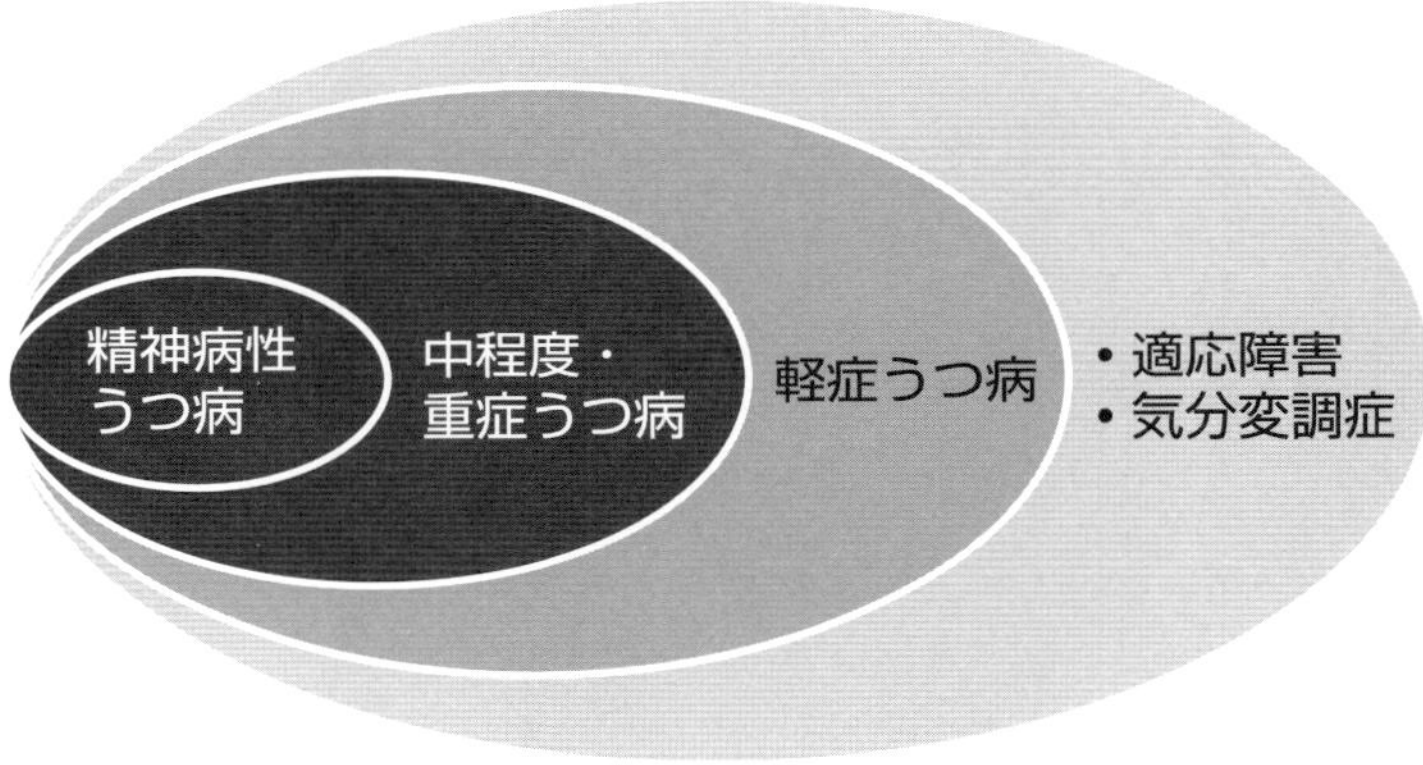

ここ10数年で一気に増えたのは、グレー部分。

そこで今では「うつ病」というより「気分障害」という言い方がされるようになった。こういう人は仮に薬で治ったような気になっても、根っ子にあるストレスはそのままだから、すぐに再発する。

この「軽症うつ」が意外と厄介で、だらだらと長引く。だが長引かせてしまい、さらに薬も増えると、いくら「軽症うつ」と言っても、あなどれない。私はこの状態が何年も続いている。調子のいいときと、まったくダメなときの波があるのだ。

うつは、この段階で治すほうがいい。重くなると、脱出もむずかしくなる。

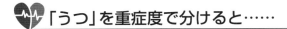

「まえがきに代えて」でも少し触れたように、私は2005年に『「うつ」は、ゆっくり治せばいい！』という本を書いたが、やはりこれでは今ひとつ足りないのでは……ということで、『「うつ」は、少しだけがんばって治す。』という本を2011年に書いた。

うつになると休養がいちばん……と今でも思っている。しかし**「ゆっくり治す」ということは、何もしないということではない**。できる範囲の最低限の努力は必要になる。

今の日本でうつ病とされている人の多くは、そんなに重くない。何もできないほどのうつは、うつ病とされている人の1、2割ではないだろうか。これがかつては「躁鬱《うつ》病」「鬱《うつ》病」とも呼ばれた「双極性障害」である。

しかしうつの概念がどんどん広がり、軽いうつを「双極性Ⅱ型」と呼ぶようになった。

軽症でも本人にしてみればつらいし、1日中布団をかぶって眠っていたいだろう。だから「あなたは病気ではない」と言うつもりはない。充分に病気である。

軽くても、憂うつでも、立派なうつ的病理だと思う。だからといって、治す工夫をしないと、うつはじわじわと重くなっていく。

「ゆっくり治せばいい」と、半ば開き直ることも、悪くはない。焦って治そうとしすぎるのも、逆に悪化させる場合がある。しかし、ゆっくりでも「治す工夫」はすべきだろう。

軽いうちは対処できても、重いうつ病になると、仕事などとんでもない。家事もできない。自殺の恐れもある。

この本ではそこまで重篤なうつ病については、あまり触れないつもりだ。要するに「ストレスに強くなるには？」ということを書いていきたい。

「もしかして、うつかも……」

そう思っている人にとって、少しでもヒントになればと思う。

❖──今のうつには「適応障害」も多く含まれている

ストレス社会だと言われる。ストレスに対する抵抗力が弱いと、悩んだり落ち込んだり、不安にもなる。だがそれはまだ「うつ病」ではない。かつてなら「ノイローゼ」「神経衰弱」と言われた症状も、うつ病の範囲に入ってきたのだ。

人間誰でも悩むことはある。「どうしよう」と思うことも多いだろう。だがそれは、〝病気〟とまでは言えないはずだ。

前述したように、重症うつになると、まったく活力がなくなる。表情にも覇気がない。しかし軽症の場合は何とか仕事や生活はできる。

軽症うつの典型的な〝症状〟は——、

①41ページであげたようなうつ病の症状が、そんなにたくさん出てこない。
②朝は調子がよくないが、夕方になるとまずまず元気になる。むしろ夜のほうが調子がいい。
③調子がいいときに人に会うので、周囲も気づかない。
④気持ちも落ち込み、集中力もなくなっているが、とりあえず日常の仕事や生活はできる。

いわば、「うつ病のようだが、何もできない状態ではない」のである。ひと昔前までは、こういう患者さんは「神経症」「ノイローゼ」だった。

日本のうつの患者はここ20年で3倍以上になったが、「適応障害」も含まれている。

要は適応障害とは、ストレスによって心のバランスが崩れた状態だ。ある環境と自分の価値観のズレが大きいため、その環境に適応しようと思ってもうまく適応できず、さまざまな不調につながる。かつては病気というほどではなかった。

❖——適応障害は、いろいろな症状を示す

適応障害はいろいろな症状を示す。「適応できないこと」が障害の根っ子にあるから、あらわれる症状も多岐で広範囲だ。たとえば転居など生活環境の変化、結婚、離婚……。こう

いう状態に、「なぜ適応できないか。適応させれば治るのか」といった視点で診断されることが多いようだ。

つまり、**ある環境と、自分の価値観・常識のギャップがあまりに大きすぎて、適応しようと努力しても適応できない**のである。

この言葉が一気に広まったのは、皇太子妃が不調になられたときだと思う。

たとえば希望を持って結婚したが、相手や環境があまりにも〝想定外〟だった場合など、どうしていいかわからず抑うつ状態になる。職場を異動になり、新しい職場が自分の価値観・常識とかけ離れすぎていると適応障害になることも多い。

適応できない環境にいれば大きなストレスがかかる。ストレスで落ち込む人もいればイライラする人もいる。暴力的になる人もいれば、パニック障害になる人もいる。頭痛がしたり胃腸などが不調になる人もいる。

適応障害で「抑うつ気分」が強いと、うつ病との区別がつかなくなる。ただ、私は無理に区別する必要はないと思っている。広い意味でのうつだと考えればいい。

強いストレスを受けると、不安感も強くなる。適応障害でも不安感が大きくなりやすく、神経質になったり、イライラしたり、ざわざわした気分になったり、小さなことが心配になって何もできなくなることもある。

要するに神経過敏になるのである。

ただ、同じ環境の変化でも、適応障害になるかどうかは、かなり個人差がある。ある人にとって苦痛な環境でも、別の人にとってはそれほどプレッシャーにならないこともある。


そもそも環境の変化になじめなかったり、対人関係がうまくいかないと、心は落ち着かない。その結果として意欲がなくなったり、体調不良、出社困難（朝が弱く睡眠も浅いので、どうしてもそうなる）などになる。

若い人は登校拒否にもなるかもしれない。

だが、**誰もが思うように生きられるわけではない**。ここで考え方を考えてみよう。

「今のままで、いいじゃないか」——と。


この段階で抗うつ薬や睡眠薬を飲むと、ますます悪化して、結果的に長引くことが多い。薬漬けの状態になることもある。何の薬でも依存性はあるが、向精神薬はとくにそれが強い。やめると逆にパニックになることもある（離脱症状）。

私は適応障害は薬ではなく、考え方を変えるしかないと思っている。最も有効とされるのが「認知行動療法」（→P60）である。

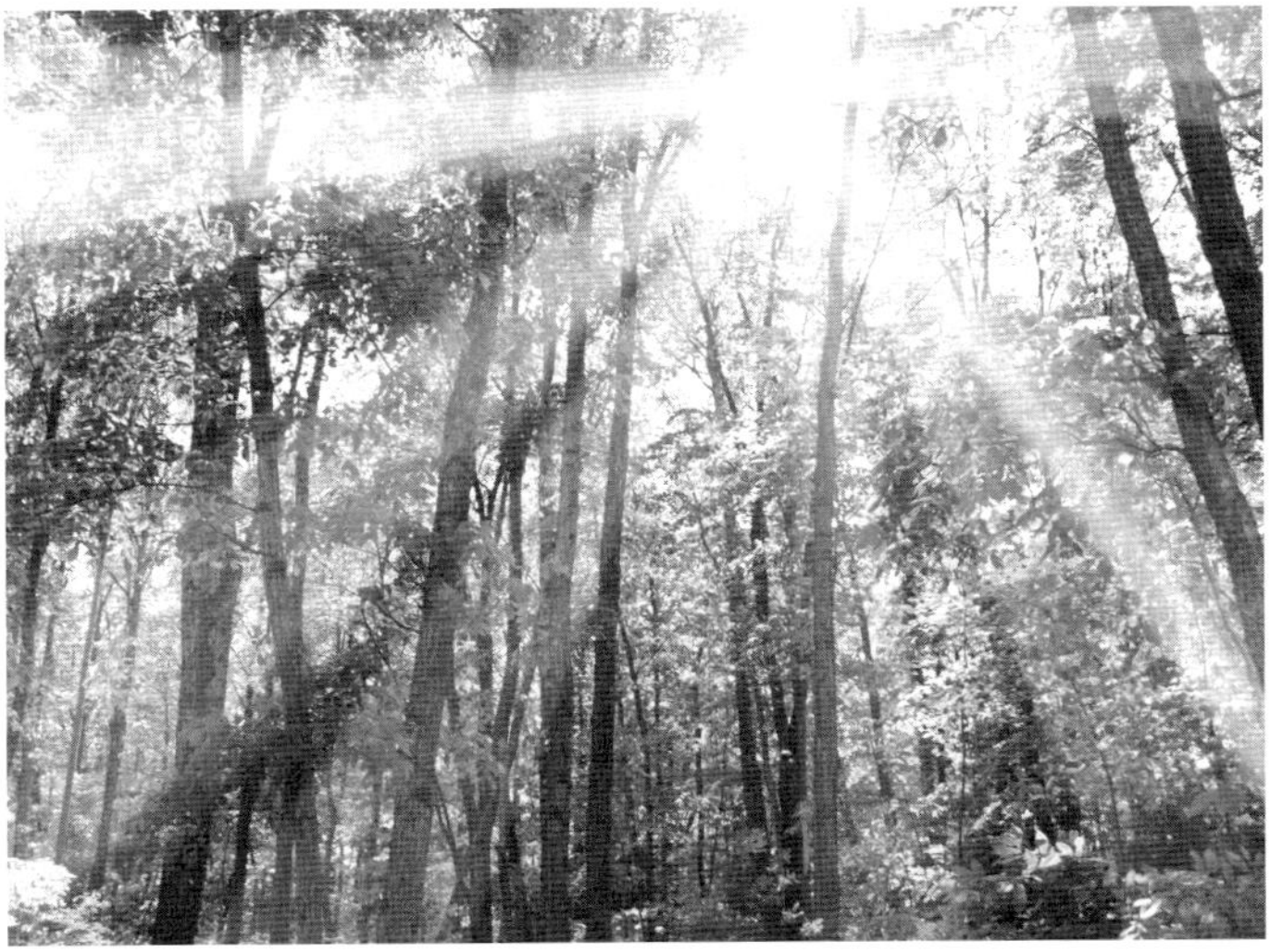

何もかも思うように行くわけではない。
少しだけ「考え方」を変えてみよう。

5 もちろん「うつ」ではなくても、つらい

❖――ココロの悩みは早め早めのケアが必要

もちろん、神経症レベルでも、とてもつらい。しかしこの段階なら、まだ治る可能性は高い。ここで抗うつ薬や睡眠薬に頼ると、薬の副作用もあり、一気にうつになる。

重いうつになってしまうと、正直なかなか治らない。生活の質も落ちる。

軽症うつも、薬漬けになるとなかなか抜けられない。

私は会社員時代のほうが、うつの度合いも軽かった。それでもきつかったが、何とか出社し、夜もある程度眠れた。

しかし会社を辞めて「自営」で仕事をするようになると、朝決まった時間に起きなくていい。ひどいときには朝まで仕事をして、そのままベッドに入り、昼過ぎに起きる――という

生活を続けた。ストレスがたまっても発散する余裕もなくなった。

その結果、完全に昼夜逆転になり、身体のリズムも狂っていった。

私と同じような仕事をしているが「事務所」を持った男がいる。駅2つぐらい先のアパートだが、近くてもそこまで〝出社〟しなければならない。仕事先との打ち合わせもその事務所だから、私のようにパジャマのまま仕事をするわけにはいかない。

彼は朝10時には事務所に行き、途中の電車の中では雑誌や新聞を読み、遅くとも夜9時までには仕事を切り上げるようにした。週に1日は休日をつくり、スポーツなどもした。こういう〝リズム〟が大切なのだ。

言い換えれば、規則正しい生活をするということである。

❖――うつっぽくなったら、立ち止まって自分を見つめる

また、「もしかして、うつかも……」と思ったら、まず少し休む。無理な仕事をしていないか、若さに任せて無茶な生活をしていないか。

10年ほど前のことである。知り合いに、あまり要領の良くない人がいた。そのためなかなか定時に終わらず、残業は深夜にまで及ぶことも多かった。悪いことにその人の上司が、か

なり仕事のできる人で、とてもプラス思考の人だった。

結果的に彼の睡眠時間は少なくなり、「仕事がうまくいかない」というストレスもたまり、出社できなくなった。そして自律神経失調症と診断され退職することになった。

今では企業のメンタルヘルスもきちんとしているから、こういうケースも減ったかもしれない。しかし**〝ブラック企業〟と言われる過酷な労働条件に置かれたり、厳しい経営状況の会社にいると、誰でもうつになる危険性はある。**

また、中間管理職などは上司と部下の板ばさみになり、ストレスもたまる。

「うつ未満」と軽く言ってはみても、実はかなりつらいのだ。このつらさは、なかなか他人には理解してもらえない。**だからこそ、何でも話せる友人や先輩が必要になってくる。**

「最近、どうも元気がない」「憂うつだ」……と感じたなら、少し立ち止まって生活や自分の性格、考え方を見直してみよう。

❖――「憂うつ」は「うつ」ではないが……

仕事でも生活でも、何らかのきっかけで「どうもヤル気が起きない」「なぜか憂うつだ」という状態になることは誰でもある。仕事の成績が上がらなかったり、失敗すると、こういう気分になるものだ。

しかしそれは「うつ」ではない。最近は「プチうつ」などという言い方もされ、誰しも感じる悩みや憂うつ感もうつ病の範疇《はんちゅう》に入れてしまう傾向もある。「受験うつ」という言葉も聞いたことがある。受験を前にしたときに感じる憂うつ感のことだ。

プチだろうが何だろうが、つらいのはわかるが、ここで「うつ病」だと思って抗うつ薬や精神安定剤を飲むのは、どうかと思う。何日かは落ち込むかもしれないが、時間がたつと「ま、いいか」と思えるようになるかもしれない。

①原因がはっきりしていて、②その原因で憂うつになったことがはっきりしていて、③しばらくすると自然に平常の状態に戻る――これが心因性のうつ、あるいは適応障害などだが、はっきり言ってこれは薬では治らない。すぐに再発する。原因（たとえば人間関係など）がわかっているのなら、まずそこを改善すべきなのである。

言い換えれば、原因をそのままにしておけばストレスはたまり続け、抜けられないうつ病になる。まず、ストレスをうまく処理すること。放っておくと不眠や不安が増していき、「死んでしまいたい」などと思うようになる。

ストレス解消の方法はさまざまである。これについては、第2章でもう一度考えてみよう。

6 性格は変わらないが、思考のクセは変えられる

❖──**「認知療法」は、軽いうつには有効！**

人間の性格は、なかなか変わらない。しかし考え方を変えることはできる。

うつっぽくなりやすい人は、概して物事をマイナス、後ろ向きに考え、あるショックなどをいつまでも引きずる。

「うつを気軽に治す方法」「心配性を恐れるな」……といったたぐいの本や記事は、広い意味では、「考え方の〝クセ〟を変えましょう」というものだ。

うつ傾向の人は、「もうダメだあ……」というふうに考えてしまう、思考の〝クセ〟がある。何かに悩むといつまでも考え込む。この考え方のクセを、できるだけ「いいほう」に変えていこうというのが、「認知（行動）療法」である。

薬物に頼るより、ずっと効果的だと思うのだが、なかなか普及しない。それは日本の医療

制度にも問題がある。きちんと認知療法をほどこすなら、1時間も2時間もかけてカウンセリングする必要がある。けれども、そこまでやっても、10分ほど話を聞いて薬を処方したほうが、医者はずっと儲かるのである。

日本のうつ病治療が薬物治療中心になっていったのも、ここに原因がある。認知療法は時間の割には「医療点数」が低いのだ。

人はそれぞれ価値観が異なる。同じ出来事に遭遇しても、ある人は悲しみ、ある人は怒る。まさに考え方（認知）次第なのである。

とはいえ普通は人によってそんなに違わない。誰もが心地よいと思うものは、多くの人が心地よい。ところがうつ傾向になると、いろいろなことを悲観的に考えるようになる。周囲のみんなが喜んでいる場合でも、「自分はなぜ喜べないんだ」と考えたりもする。

これを**「認知のゆがみ」**と言う。

カウンセリングなどによってこの「ゆがみ」を直していくのが認知療法である。**たとえば小さな失敗をいつまでも引きずるのは「破局思考」という認知のゆがみ**でもある。

オール・オア・ナッシングの考え方は「二分割思考」と言われる。失敗しても、「またやり直せばいい」と考えられず、「もう自分はダメだ」などと考えてしまう。

くよくよするのも、同じようなものだ。

今がとてもつらい場合、「あのときこうしておけばよかった」と考える。しかし、**いくつか選択肢があって一つを選んだら、他の選択肢は消える**と割り切って忘れてしまわないと、いつまでも過去にこだわってしまう。

私など、この典型だろう。時間は逆戻りできないのだから、冷静に考えるとあまり意味のない悩みであり、その結果のストレスなのである。

もちろん「割り切って忘れてしまう」ということは、むずかしい。しかし、過ぎた過去を後悔して思い悩むのは、やはり認知のゆがみと言える。

❖考え方のクセを、どう変えるか？

認知療法では、ていねいに医師やカウンセラーとの対話を繰り返す。このことで、「ものごとにはいろいろな考え方があるのだ」ということを理解し、抑うつ感を軽くしていく。いくつか方法があるが、簡単なところを紹介しておこう。
まず**「認知のゆがみ」を直す最もポピュラーな方法が、考え方や感情を記録するやり方**である。たとえば、すぐに落ち込んだりうつっぽくなる人は、自分の思いや感情、考えをノートなどに記録していく。そうして次に、その考え方の代替案を記録する。

そうやって少しずつ、考え方を修正していくのである。ただ、最初に断っておきたいのは、これは決してラクではない。あなたは毎日、日記をつけているだろうか。自分の考え方を整理することは、簡単ではないのである。

だから、気軽に考えてほしい。ある意味で、「今のままでいいじゃないか」という考えになってもいい。何としてもゆがみを直すのだと意気込むと、逆にうつは重くなる。

認知療法の手順を簡単に説明しておこう。

なお、**認知療法はできるだけ医師やカウンセラーと一緒に行なうこと。一人でやると、往々にしてドツボにはまる。**「一人でできる認知療法ノート」といったたぐいの本もあるが、そのときもあくまで〝トライアル〟のつもりで臨んだほうがいい。

①根拠を探る

イライラしたりパニックになったり憂うつになると、思考が堂々めぐりになり、同じ後悔を何度も繰り返す。そこで、「なぜ自分はそう考えるようになったか」という根拠を探る。

しかし、「うつかも」と考えるような人は融通がきかず生真面目なものだ。だからなかなかうまくいかない。ここでカウンセラーなどのパートナーの存在が重要になってくる。

②結果を考える

いくら考えても、「やっぱり自分の考えが正しい」と思ったとする。そのときは、「自分の考えが正しいのだから、結果はどうなるか」と考える。意外と違った答えが出てくることもあるし、ここで思い切って開き直ってもいいだろう。

③代わりの考えを探す

以上2つの自問自答をしたら、「それでは他の考えはないか」とさらに考える。

非常にあっさりと書いたが、おわかりのように認知療法は、簡単にできそうでなかなかむずかしい。最初から自分で自分の感情がコントロールできるなら、そもそもうつになりにくいはずだ。

だから**認知療法は、重症の人には向かない。適応障害、神経症レベルの人向きの方法**である。現在うつで何もできない人に「考え方を変えよ」と言っても無理な相談である。

ただ、慢性化して軽症のまま長引いている人、うつ以前の人には最適だろう。

❖——気軽な認知療法で開き直るのもいい

また認知療法は、あくまで患者とカウンセラーなどの治療者が一緒に考え方のクセを洗い出し、思考のゆがみを修正するものだ。長い時間もかかるかもしれない。

私は本格的な認知療法だけでなく、リラックスして開き直るぐらいの、軽い認知療法でも充分に効果があると思っている。たしかに心配性の人はうつになりやすいが、それだけ物事に対して慎重でていねいだということでもある。

心配性でもいいじゃないかというぐらいの、気持ちの切り替えをしてほしい。

そもそも「考え方のクセを変える」ということは、ある意味で自分の価値観や考え方を、いったん否定することでもある。これは「自分はダメだ」と考えるようなもので、場合によっては逆効果になる。

あるがままの自分を受け入れることも重要なのである。

弱気な人は、「弱気でも自分は自分だ」と考える。くよくよする人は何が何でも前向きになろうとするのではなく、そういう自分でも価値はあるのだと考える――これが考え方を切り替えるということだ。

気軽に、アバウトに、多少いい加減でもいいから、ゆっくりと自分の考え方を変えていけばいいのだ――と考えることが大切だと思う。それは、うつな自分としっかり向き合い、むやみにストレスをため込まないことにもつながるはずである。

7 まずは、生活習慣を見直してみよう

❖——心も体も「リズム」が大切になる

うつの人、神経症の人などのすべてではないが、かなりの割合で共通していることがある。生活習慣が不規則だったり、乱れていることだ。

絶対に早寝早起きである必要はないが、極端な夜型の場合、また、食事の時間もバラバラの場合……こういう人は、生活のリズムが崩れている。睡眠の質も悪い。

人間は本来、**約24時間で、睡眠と覚醒を規則正しく繰り返すようにできている**。24時間ぴったりではないので「概日リズム」（→P143）と言う。しかし世の中が複雑になり、夜も明るく、終日営業の店なども増えてくると、良質な眠りが得られなくなる。

健全な概日リズムを持つ人は、早寝・早起き型の「朝型」と、遅く眠り遅く起きる「夜

型」の人がいる。私は「夜型」である。ただこの夜型にはいくつか問題がある。これは私の体験的実感でもあるのだが、眠る時間が少しずつ遅くなるのだ。

朝日が昇る頃に眠ったりもする。

たしかに夜は意外と仕事がはかどるので、乗ってくると早朝まで仕事をすることもある。しかし、世の中は朝から動いている。まったく社会との接点がなく、自分一人でやっているならいいが、ときには朝から人と会わなければならないこともある。となると、今日は昼の12時に起き、明日は朝の8時に起きる——ということも出てくる。

これで体調を崩す人は、けっこう多い。

あなたの生活習慣は、どうだろうか。

もちろん、夜勤も早朝出勤もあるという看護師や医師のような仕事もある。医師がうつになったという話もよく聞く。だがこういう人は、必ずゆっくり風呂に入るとか、食事の時間はできるだけ同じにするとか、夜勤のあとはなるべく1日休む——といった自分なりのリラクゼーション対策をとっている。

❖——やむを得ない場合は仕方ないが、理想は朝型

職業柄、夜型になる場合は、ある程度やむを得ないだろう。タクシーの運転手などは、終

電が終わる時間が稼ぎ時だ。

しかし、もし**夜型の人がうつ傾向になったら厳しい。うつは多くの場合、睡眠障害を伴い、朝が苦手である。となると夜型の人は、たとえば夕方まで使いものにならなかったりする。**これではまともな仕事や生活はできづらい。


理想は、やはり朝型だということになる。よほど特殊な会社でない限り、午前10時までには始業する。つまり、それまでに「出社」しなければならないわけだ。睡眠を充分にとらないと仕事にも差し支えるから、遅くとも午前1時頃には入眠したいところである。

また、ある程度の太陽光線を浴びることも、うつ予防になるとされている（↓P127）。


また、うつは胃腸の不調なども引き起こす。体の具合もイマイチだと元気も出ない。

心と体はつながっているのだ。

よく、快食・快眠・快便と言われる。こういう人は、まずうつにはならないと思っていい。

また、少なくとも夜型より朝型のほうが、うつになりにくいというのが実感だ。

❖——生活を習慣化して、うつにならない

例は極端かもしれないが、そろそろ90歳という親戚の男性がいる。

耳も遠くないから口も達者だ。認知症の傾向もなく、川柳を生きがいにあちこちの句会にクルマを運転して出かける。

生活パターンはこうだ。

まず朝4時頃には目が覚める。すぐには起きずに、少し体をほぐして起床。近所を1㎞ほど散歩して朝食はパンで軽く済ませ、新聞などを読む。モロモロの用事を済ませ、朝10時頃からは川柳づくりを始める。比較的しっかり食べる昼食（年齢的に量は少なくなったそうだ）をはさんで、午後4時頃まで川柳づくり。

そして5時過ぎには風呂に入り、夕食。酒は日本酒1合。テレビなどを観ながらのんびり過ごし、午後9時過ぎにはベッドに入る。寝室のテレビは1時間で切れるようにセットし、テレビを観ながら入眠。夜中に目が覚めるのは一度ぐらいだそうだ。

もちろん、いろいろな雑事もあるから毎日この通りではないが、ほぼこのパターンで生活している。海の近くに住んでいることもあり、潮目がいいときなどは朝4時に小さな漁船を出して主に鰺（あじ）専門に釣り糸を垂れ、6時頃には帰ってくる。朝食や昼食のおかずは釣った鰺の刺身、夕食に今朝釣った「鰺の開き」を食べることもある。

胃腸の具合も快調だそうだ。

若い頃は無茶もしたそうだが、50歳頃からこのパターンになっていった。親戚うちからは

「化けもんだ」とひやかされている。言うまでもなく、うつとは無縁だ。そもそもが、くよくよしない性格だという。

また知り合いの開業医の先生は70歳近いが、午前と午後の診察の間には必ずプールで1000m以上泳ぐ。クラシックギターは玄人並でコンサートも開いている。オンとオフの切り替えがうまくできている、いい事例だろう。

うつにならない、あるいは長生きする生活とは、こういうものではないだろうか。ただ、「朝は歩かなければならない！」「プールに行かなければ！」といった義務感ではなく、無理なく習慣化されているのだろう。この**「習慣化」が、キーポイント**でもある。

こうした規則正しい、しかも自然な行動が習慣化すると、めったなことではうつにならないはずだ。習慣化するにはいくつかのコツがあるのだが、それは本書の第4章「行動科学」で詳しく説明したい。

第1章

軽いうつで薬に手を出してはいけない

「うつ」の人はずっと増え続けている。
しかし今のうつ病の多くは、
〝つくられた病気〟かもしれない。

1 なぜ、わずか10年でうつ病患者が急増したのか?

❖ ── うつ病キャンペーンの裏側にあるものは?

30年ほど前までは、日本人にとってうつ病は身近な病気ではなかった。躁うつ病(双極性I型)はあったが、まさに「精神病」としての扱いだった。

次第にストレス社会になり、主に都市部では「うつ病ですね」と言われる人も増えてはいた。しかし、決して目立ったものではなかった。

それが**1999年を境に、うつ病患者が急に増えた**。厚生労働省の〝患者調査〟によると、1996年(平成8年)の「気分障害患者数」は43万3000人。これが1999年(平成11年)には44万1000人になる(↓P74)。

一見するとそんなに増えてないようだが、従来の躁うつ病はそんなに増えてないのに、「うつ病」は増えている。さらに2008年(平成20年)には104万1000人にもなっている。増えている人の多くが、〝新たにうつ病と認知された人〟である。

１９９９年からの９年間で気分障害患者数は、なんと２・４倍近くになっているのだ。そして、そのなかでも**「うつ病」患者数は１９９６年（平成８年）からの12年間で約３・５倍にもなった**。

まるで悪い病気が流行ったように、１９９９年から２０１１年までに「うつ病、うつ傾向、適応障害」といった病名で通院している人は２・５倍に増えた（厚生労働省調べ）。通院せず鬱々としている人も含めれば、その倍にはなるだろう。

厚生労働省のデータにあらわれてこない数字もかなりあるのだ。


抗うつ薬の売上げは大きく伸びた――。


「まえがきに代えて」で少し触れたように、１９９９年（平成11年）に、日本でＳＳＲＩ（選択的セロトニン再取り込み阻害薬）が認可された。商品名はルボックス、デプロメールである。翌年にはパロキセチンが認可され（商品名・パキシル）、その後も次々と新薬が認可された。

２０００年からは、製薬会社を中心として、「うつ病は誰でもかかる病気ですが、すぐ治ります。〝心の風邪〟のようなものです」といったキャンペーンが張られた。

気分障害患者数の推移

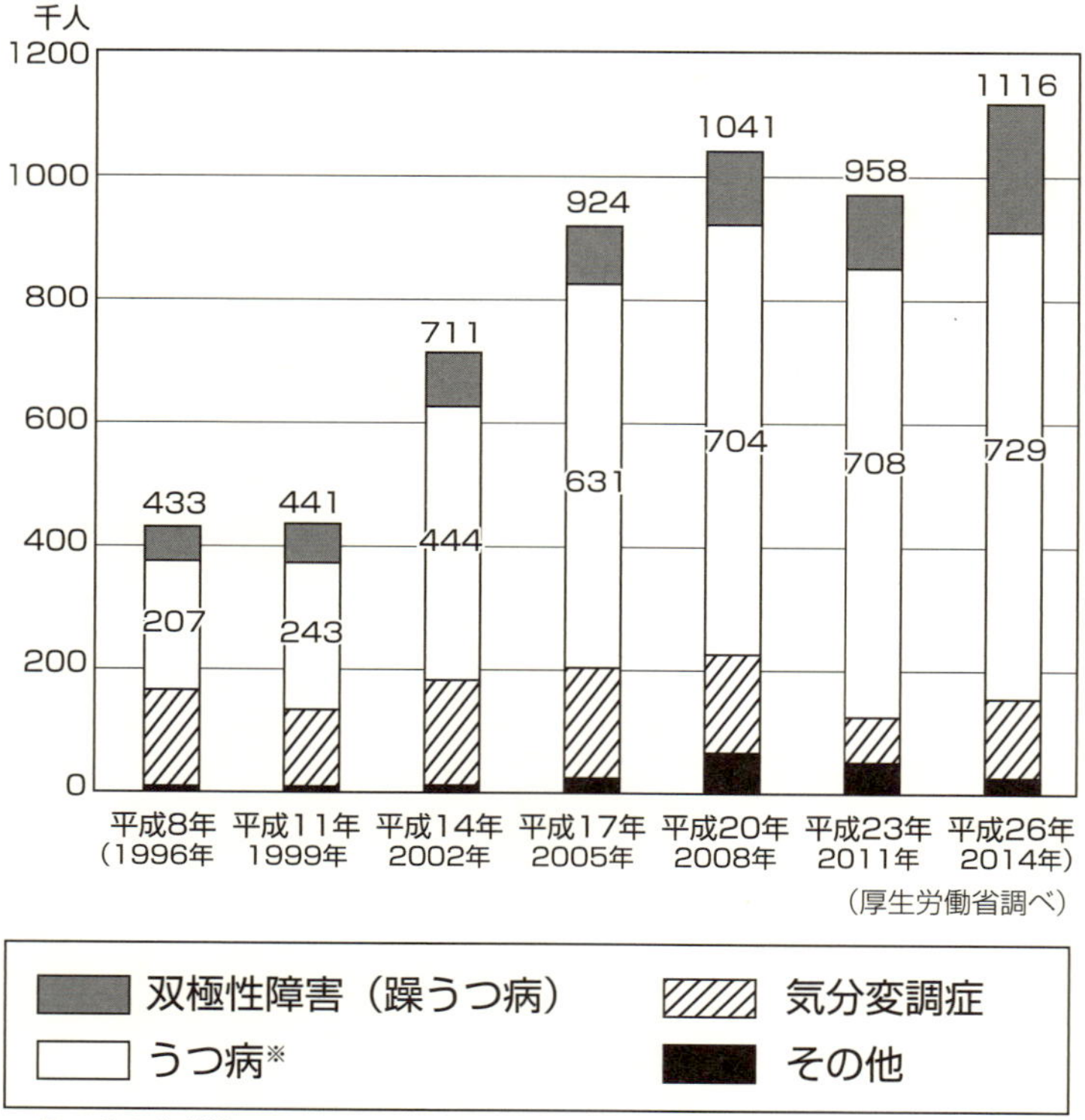

※うつ病の患者数はICD－10におけるＦ32（うつ病エピソード）とＦ33（反復性うつ病性障害）を合わせた数

平成８年から平成26年の間に、
気分障害患者数は約2.6倍、
うつ病患者数は約3.5倍になった！

❖新薬SSRIは「魔法の薬」ではなかった

製薬会社はSSRI開発にお金をかけている。何としても売らなければならない。SSRI以前にも抗うつ薬はあったが、単純にセロトニンを増やすものがメインだった。

ところがSSRIは、少し違った。抗うつ薬の目的は、「セロトニンを増やすこと」だ。**セロトニンとは「ノルアドレナリン」や「ドーパミン」と並んで、三大神経伝達物質のひとつである。**人間の心身を安定させ不安などを取り除く。セロトニンが不足すると、うつ病や不眠症などの精神疾患に陥りやすいとも言われる。

うつ病や不安障害の原因のひとつとして、脳のセロトニンが少なくなっていることが考えられる。そこで脳のセロトニンを増やすのが抗うつ薬の主な役目だ。

セロトニンを増やす方法は次の2つである。

①セロトニンを合成されやすくする
②セロトニンが分解されにくいようにする

SSRIの特徴は②。つまり、分泌されたセロトニンが取り込まれて吸収・分解されないようにする。「再取り込み阻害」というのは、セロトニンが取り込まれて分解されないようにする、という意味である。SSRIでセロトニンの吸収・分解を抑えれば、セロトニンは長く脳内にとどまり、脳内のセロトニン量は多くなっていく。
――と、これだけ聞くとまさに魔法の薬だが、**SSRIがどんどん処方されるにつれて、うつ病患者も増えていったのである。これはおかしいではないか。**

当時の医者は、最初は期待していたはずだ。しかし、「治りました！」という人は少なく、副作用（「気分の落ち込み」という副作用もある）を訴える患者ばかり。そこで別の抗うつ薬を投与する――。私もその真っ只中にいた。

数年前までは、何種類もの抗うつ薬を飲んでいる人もいた。

結論から言うと、SSRI（その後、SNRIというものも出た）は、新しいうつ病にはまったく（と言ってもいい）効かなかったことになる。むしろ、「少し落ち込んでいる人」「神経症の人」までに抗うつ薬を投与し、薬の副作用で苦しむ人を増やした。

❖――新薬で逆に〝薬漬け〟の人が増えた

普通はすぐれた薬が開発されると、その病気は減る。かつては生存率が低かった白血病、エイズなども、新薬のおかげで命を取り留める人も増えた。

ところがうつ病は、新薬が出てもどんどん増えていった。

うつ病はたしかにとてもつらい病気である。しかし、本来はうつ病とは言えない神経症や軽い落ち込み、「悩み」や体の不調まで「それは軽いうつです。でもすぐ治ります」と新聞テレビなどで「心の風邪キャンペーン」を張った。

これで精神科の敷居が低くなり、多くの人が精神科（そのうち「メンタルヘルス科」と名称を変えるところも増えた）を訪れた。また、街のあちこちにメンタルクリニックができ、それまではただの内科だった病院が「心療内科」の看板を掲げた。

もちろん、**それまで不眠やパニック、イライラで悶々としていた人が、病院で気軽に診てもらえるようになったことは、いいことだとは思う。**ある意味で、おどろおどろしかった精神科の敷居が低くなり、救われた人も多かったはずだ。

だからこのキャンペーンを頭から否定するつもりはない。

しかし実態は少し違うのではないだろうか。製薬会社も病院も、儲からなければやっていけない。「医は仁術」は理想だが、経済の論理に組み込まれると、そうもいかないだろう。高価な新薬を処方することで、医者も製薬会社も潤ったのだ。

そして肝心の患者は、薬の副作用などで苦しんだ——。

2 抗うつ薬は副作用も強く、しかも効かない⁉

❖──「軽いうつですね」と言われた人の多さ……

「心の風邪だから気軽に病院に行きましょう」という啓蒙運動の結果、うつ病の患者数は一気に増えた。しかしこれは病気が蔓延したのではなく、それまでなら、「ちょっと落ち込んでいるなあ」程度の人が、「自律神経失調症、軽いうつですね」と〝病名をつけられた〟結果だと私は思っている。

いや、**「重い悩み」といった落ち込みが「軽いうつ病」にされてしまった。**

たしかにそれで救われた人も多い。ストレスで苦しんでいた人が「軽いけれど病気です」と言われ、たとえば休息も取り、それなりの治療を受けて軽くなったケースも多い。

ただ、いいことばかりではなかった。

パキシルが日本で処方されるようになった頃、製薬会社のGSKは、大々的な広告を打った。日本では特定の処方薬について宣伝できなかったため、「啓発」広告である。いわば、「専門医できちんと診てもらって、いい薬を処方してください」といったものだ。覚えている方も、いらっしゃるかもしれない。


〝日本で最も不幸の似合う女優〟と一部では言われている木村多江が、

「いつからですか？　いつから我慢してるんですか？」

と呼びかける。そして画面が変わり、

「うつは1カ月、つらかったらお医者さんへ。それ以上我慢しないでください」

というナレーションが流れる——。


それなりに名の知られた俳優なども、「私はうつでした」とカミングアウトした。

こうしてパキシルが出てわずか数年で、抗うつ薬の巨大なマーケットが出現した。啓蒙広告で専門医を訪れ、うつ病と診断される人が急増する。そして精神科医は薬価の高いSSRIを処方する——。

今でも、「あなたのストレスチェックをしてみよう」といったサイトは多い。それはそれで意味のあることだが、チェックページの最後に小さく製薬会社や医療機関の名前が書かれ

各種向精神薬市場規模の推移

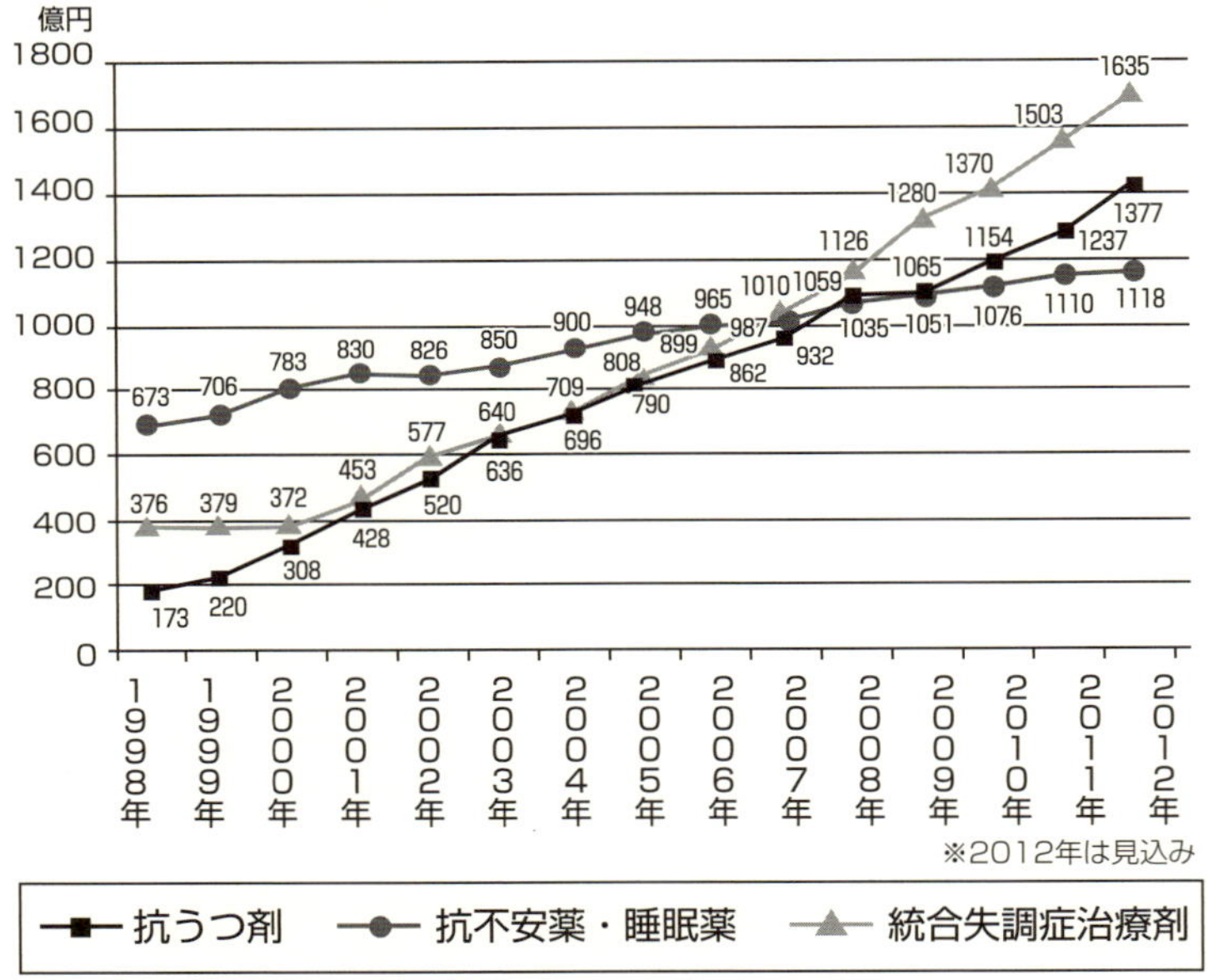

参考：富士経済「医療用医薬品データブック」より

ている。

１９９８年の日本の抗うつ薬の市場は１７３億円だったが、２００８年には１０５９億円にもなった（富士経済「医療用医薬品データブック」より）。

日本でＳＳＲＩが認可される前の市場は欧米（とくにアメリカ）だった。80年代後半から90年代にかけて、売上げは倍以上に伸びた。その売上げが鈍ってくると、次は日本というわけである。

ヨーロッパで、うつ病の

多い国は北欧諸国である。日照時間が少ないとうつ病になりやすいと言われているのだが、実は北欧のスウェーデンはアメリカ以上に抗うつ剤が多く処方されている国だ。ＳＳＲＩが増えると患者も増えるという現象はオーストラリアなどでも見られる。

日本と合わせ、このあまりにも出来すぎた付合は、恐ろしくさえある。

「心の病」は、製薬会社がつくり出したと言ってもいいかもしれない。その結果、「今日、ちょっとうつ気味でねえ」

などと気軽に言えるようにもなった。人には言えない〝心の病〟を気兼ねなく公表できるようになったのである。

その意味では「心の風邪キャンペーン」に一定の意義はあったと思う。眠れない、不安だ、元気が出ない、抑うつ感がある……これは立派な〝病気〟である。しかしそれまでは、どんなにつらくとも会社に診断書など出せなかったのだから。

しかし、自律神経失調症や軽症うつは、病気かもしれないがまったく何もできないぐらい重度のうつ病とは、どこか違うと思う。

それまでうつ病と言われていた躁うつ病（双極性Ｉ型）は、ストレスなどの理由もなく発症する場合が多い。しかし軽症うつや適応障害は、主にストレスが原因である。そして**抗**

うつ薬は、ストレスの根を断ってくれるわけではない。

たしかに軽症うつでも、充分な病気だし、非常につらい。しかし、まだ〝軽症〟だ。まさに「風邪」程度である。だが「心の風邪」は、治っただろうか。むしろ薬の副作用で苦しむ人が増えたように思う。

日本でSSRIが認可される10年ほど前は、アメリカでSSRIが「魔法の薬」として普及した。しかし日本と同様、うつ病の患者は増えた。そのうち特許権も切れてジェネリック薬品が出るようになると、ターゲットを日本に変えた――。

そして見事に日本で〝大儲け〟をしたのである。

❖――劇的に効く抗うつ薬は、ない⁉

私の知る限り、日本では軽症うつは重度の躁うつ病とは区別されていた。重度になるとパニックなどになり周囲に迷惑をかける恐れもあり、入院して病気を根治する必要があったのだ。その入院も厳重に病院の管理下に置かれた。

しかし軽症うつは外来で対応できた。つらいながらも仕事をこなしながら定期的に通院し、抗うつ薬や睡眠薬（うつになると睡眠障害が起こることが多い）などを処方してもらう。ただし、じっくりとカウンセリングをしてくれる医師は少なく、「具合はどうですか?」などという間の抜けた質問をして薬を出す——。

新しい抗うつ薬が出るたびに、「前のではあまり効きませんか。では、こちらを試してみましょう」と、ほとんど人体実験である。**私は十指に余る抗うつ薬を飲んできたが、劇的に効いたものは、まだない。**

そもそも薬は、人体にとって異物である。作用と一緒に必ず副作用がある。簡単に言うと、「この薬を飲むと血圧は下がりますが胃腸の調子が悪くなるかもしれません」といったイメージである。それでも、高血圧は放置できないので、薬を飲む。

だが本来は薬に頼らず、食事療法や毎日の生活習慣で血圧を下げるべきなのだ。

これは市販薬でも同じである。ふだんほとんど薬を飲まない人は、少し風邪気味のとき市販の風邪薬が良く効く。しかし、すぐに薬に頼っている人は、まず効かない。

❖——「心の風邪」は治らない

「うつは心の風邪」だと言われたが、そもそも風邪に効く薬はない。熱を鎮めたり、咳を抑えたり、鼻水を止めたり……という効果はあるが、風邪を根治させてはいない。

同じように向精神薬も、うつの根本を治すものではない。症状を抑えるだけである。仮に**抗不安薬で不安が軽くなったとしても、不安の原因が消えたわけではない**。

また、私は少量の睡眠薬は、ときどき飲む程度なら大丈夫だと思っている。睡眠薬中毒を強調する人も多いが、アルコール中毒よりはマシだろう。

しかし気をつけておきたいのは、「睡眠薬（睡眠導入剤）による眠りは、自然に眠くなって眠るものとは異質」ということだ。たいていの睡眠薬による眠りは、強制的に脳の中枢神経をシャットダウンさせてしまう。

極端なことを言えば、「気絶」と同じようなものだ。

精神安定剤にも、眠くなる作用がある。だが睡眠薬よりずっと軽い。どうしても眠れないときにこの作用を、ときどき使うぶんにはそれほど大きな問題はないだろう。だが睡眠薬は副作用も、ずっと多いし重い。

しかも**抗うつ薬や睡眠薬の副作用の大きなものが、「翌日の全身倦怠感と抑うつ感」**である。これでは、うつ病を増やしているようなものではないだろうか。

また依存性も強く、次第に量が増えていく。私も以前は睡眠薬なしで眠れていた。ところが飲み続けていると、最初は1錠で眠れたものが、2錠、3錠でも眠れなくなる。

いわば一種の「薬物中毒」でもある。

抗うつ薬の副作用も、インターネットで「ルボックス」「パキシル」「ジェイゾロフト」などを検索してみていただくといい。多すぎて恐ろしくなるはずだ。

これは極論かもしれないが、製薬会社にとって（医師の一部もそうかもしれない）患者は軽症のまま長期間、薬を飲んでもらったほうがいい。患者があっさり治ると、投薬による利益はなくなる。治るでもなく治らないでもなく、ずっと薬を飲み続けてもらうのがいい。向精神薬など、その典型的なものだろう。

こう書くと製薬会社は猛反発をするだろう。

「私たちは患者さんのために、お薬をつくっています」

「うつなどで苦しまれている人も、お薬を欲しがっています」

——と。

もちろん製薬会社も病院も研究者も、患者を救おうと尽力していることは百も承知である。私はそういう人たちを闇雲に批判しているわけではない。

しかし製薬会社も病院も一方では営利企業であり、製薬会社は新薬の多額な研究開発費を回収しなければならない。**「できれば一生、風邪の常備薬のように向精神薬を飲み続けてもらいたい」という思惑があったとしても、何ら不思議ではないだろう。**

3 製薬会社の思惑とMR（製薬会社の営業マン）の役割とは？

❖――精神科医は製薬会社の言いなりになった⁉

今から20～30年ほど前までは、ストレスによって引き起こされるうつ状態も適応障害も、精神安定剤や抗うつ薬で治ると思われていた。しかし、実際のところ抗うつ薬の処方量が増えても、うつ病患者の数は減らない。むしろ増えているのである。

これは、「効いてない」ということだ。

ＭＲ（Medical Representatives）という職業をご存じだろうか。製薬会社の営業マンである。しかしただの営業マンとは違い、膨大な種類の薬剤の知識を医師に伝える大きな役割がある。**彼らは営業マンとして優秀なだけでなく、薬の効果、副作用のことについても、あるいは医学界についても詳しくなければならない。**

そうでないと、正確な情報を医師に伝えられないのである。

しかしMRは、普通は特定企業の社員である。当然自社の薬を売ろうとする。医師も忙しい上、それなりの利潤を得たいから、「よく効いて、薬価が高い薬」を選ぶ。不勉強な一部の医師はMRの言うがままになることもある。

精神科一本やりでやってきた医師は、薬の知識や精神医学界の論文にも精通している。しかし、いきなり心療内科の看板を掲げた医師のなかには知識の浅い人もいる。

SSRIが出始めた頃、たまたま私は胃腸の具合が悪くなった。胃痛と吐き気である。近くの内科に行くと、SSRIであるルボックスを処方された。ところがSSRIには「吐き気」という副作用があり、薬に慣れるまではしばらく、吐き気止めを一緒に飲む。

胃痛と吐き気を訴えている患者に、吐き気という大きな副作用のあるSSRIをうつ病でもないのに処方する――それはその内科医が、薬のことを知らず、

「精神的なものだから抗うつ薬を出しておけばいいだろう」

という安易な気持ちで、恐ろしいほど気軽にSSRIを出したとしか思えない。

これは特殊なケースかもしれない。しかし、SSRIは、初めの頃（2000年頃）、まるでうつが消えてなくなるかのように製薬会社も医者も、患者に伝えていた。それがあまり

効かないとなると、2010年頃から次第にトーンダウンしてきたように思う。

❖――セロトニンを増やせば本当に、うつが治るのか?

抗うつ薬は、脳内にある「セロトニン」を増やす。

セロトニンは、ノルアドレナリンやドーパミンが暴走しないように、心のバランスを整える神経伝達物質だとされている。セロトニンが不足すると精神のバランスが崩れて、怒りっぽくなったり、逆に沈み込んだりする。

うつ病も、このセロトニン不足が引き金になって起こるとされている。

だが、ストレスや自律神経失調症の原因にはなるが、うつ病となるとどこまで悪影響を及ぼすのか、いま学会ではさまざまに論議されているようだ。ストレスが主な原因で起こる心因性うつ病に抗うつ薬があまり効かないため、「セロトニン欠乏＝うつ」という考え方が少し見直されているのである。

だがSSRIが出回るようになった頃は、そうではなかった。製薬会社も精神科医も、セロトニンを制御すればうつ病も治ると、患者に言った。治った人もいるだろうが、増えた人のほうが多いのは、このセロトニン説にも問題があると主張する人もいる。

それでも「脳科学」の分野では、セロトニン不足は、精神のアンバランスにつながると言われている。ただ、仮にその通りだとしても、抗うつ薬でセロトニンを増やすのは、〝正常〟とは言えないと私は考えている。

私は、SSRIを飲み始めた頃、少しだが「効いた！」という実感を持った。しかし1カ月もすると効かなくなった。**当時、どんどんSSRIを処方していた医師も今では、抗うつ薬をほとんど処方しない**。「減薬」が多くの精神科の方針である。

抗うつ薬は連用していると依存性も生まれ、副作用は深刻だ。その結果、現在苦しんでいるこの抑うつ感や倦怠感が、うつのせいなのか薬の副作用のせいなのかがわからなくなる。84ページで触れたように、うつを抑えるはずの抗うつ薬の副作用のひとつには、「抑うつ感」が用意されているのである。

うつはつらい。ストレスだけでもつらいのに、体調もおかしくなり元気もなくなって1日中眠っていたい気にもなる。そういう人にとっては、たとえ〝悩み〟レベルだろうと新薬を服用するのは、まさに「藁《わら》をもつかむ思い」でもあるのだ。**少しぐらいの副作用があっても、このつらさから抜け出せるなら……と思ってしまう**。

その結果、薬漬け、運動不足になっていく。だが、抗うつ薬や睡眠薬、精神安定剤を減らしたりやめると、うつが楽になるケースは多い。私自身、まだ睡眠薬などを飲んでいるが、これを抜くことができればだいぶ違うと思う。

4「うつかもしれない症候群」が増えた

❖――「患者様のため」と言われても……

製薬会社は、「患者様のため」と言い、精神科医も「患者が苦しがるから」と言う。人間は弱いものである。苦しいと薬に頼ってしまう。そのほうが、考え方や生活習慣を頑張って変えるよりラクだからだ。

今では、**軽度のうつ、適応障害などは、抗うつ薬では治らないというのが、精神医学界の定説になっている。**とくに2008年以降は、重度のうつ患者を除けば抗うつ薬の効果は低いという論文が相次いで発表された。

今、私が通っている心療内科では、抗うつ薬は処方されない。

「効かない薬を飲んでも仕方ありません」

と、最低限の精神安定剤と少量の睡眠薬だけが処方される。その睡眠薬も、通院するたびに「減らしましょう」と言われる。どうも今の日本の精神医学界は、10年ほど前と掌《てのひら》を返したようになっている。だが、ある医師はこう言った。

「10年飲み続けた薬を抜くには、5年はかかる」

正直、これは私も実感している。製薬会社やかつての精神科医に怒りの矛先を向けるのは簡単だが、薬をくださいと望んだ患者も多かった。私はうつのつらさを普通の人よりは知っているつもりだから、薬に頼った人（私も含めて）を責めるつもりは、まったくない。むしろそのほうが人間らしいかもしれない。

最初から精神科医を疑ってかかり、薬に手を出さなかったような人は、そもそも薬漬けなどにはなっていないだろう。**薬漬けに苦しんでいる人は、どうすれば薬を抜けるかを考えるほうが前向きだと思う。**

そして、ストレスや悩み、不眠などに苦しんでいる人は、できるだけ薬を飲まないでラクになる方法を考えなければならないと思う。

❖──向精神薬は薬物依存になりやすい

うつやストレス、適応障害、パーソナリティ障害……といった心の病の情報があふれかえり、少し気持ちが落ち込んだだけで「うつかも……」と思ってしまう人がいる。これを私は「うつかもしれない」症候群と呼んでいる。

一概には言えないが、このタイプの人は気が優しいというか、気が弱いかもしれない。そして、意外と自分に甘い。自己管理力に欠けていると言ってもいいだろう。薬に頼ってしまう人も、このタイプの人が多いかもしれない。

だが少し前までは、頼るも何も、医者がどんどん薬を勧めた。かなり自己管理力が高くても向精神薬を飲んでいた人もいたと思う。

知人に、デパス（抗不安薬）1日1錠（0・5㎎）を抜くのに2年かかった男がいる。むしろ大らかな性格なのだが、中間管理職のときにどうも気分がすぐれず、メンタルクリニックを訪れ、抗不安薬（精神安定剤と言ってもいい）の代名詞でもあったデパスを処方された。この薬、とにかくよく効く。

イライラしていたのが、すーっと気持ちが軽くなるのだ。

しかし、**よく効く薬は副作用も強い。デパスの場合は、依存性である。**最初は眠れないとき週に1錠ぐらいだったものが、徐々に増えていく。そして、効き目が切れると何も手に着かないほどイライラしてくる――。

これを抜くのは、なかなかきつい。私は今、デパスではなく、依存性の低いソラナックスという安定剤になっている（1日に0・4㎎を朝晩1錠ずつ）。

このケースなどマシなほうで、睡眠薬中毒になってしまった知人もいる。彼は軽度のうつで夜型だった。明け方近くまで仕事をし、ほどよく眠くなり、ほとんど睡眠薬を飲まずに眠ることもあった。しかし翌日の昼頃に目が覚めたときは、いつも抑うつ状態で「今日は何もしたくない！」と布団をかぶって寝てしまう。

しかし睡眠時間は足りているから眠れない。そこで、眠る前に服用するように処方されていた睡眠薬を飲んでしまう――。もはや理性は飛んでいるのだ。

睡眠薬を飲めば、抑うつ感を感じることなく、〝眠り〟のなかに逃げ込める。薬漬けにもさまざまだが、こういうケースも見られる。結局彼は、1カ月以上入院して、やっと薬を減らすことができたという。

しかし入院すると体力も落ちる。うつの入院については「あとがき」で触れたいが、よほどのことがない限り避けたほうがいい。また**「睡眠薬で1日中眠ってしまいたい」という気持ちは私もわかるが、一度これをやってしまうと、抜け出すのが大変である。**

5 「悩み」は病気ではない

❖——今のうつは細分化されすぎている

どんな人でも、悩みはあるだろう。だが「風邪のようなもの」とはいえ、人間ならば、程度の差こそあっても、悩んだり苦しんだりするのは、普通のことではないだろうか。悩みなんか誰でもある……と突き放すつもりはない。落ち込みやすい人は、本当に消えてしまいたいぐらい苦しむものだ。

だがそれは、薬で治るだろうか……。

何度も繰り返しているように、現在、うつと言われている人のかなりの部分が、そういう人かもしれない。

重いうつ病は、呂律《ろれつ》が回らなかったり、食欲がなく体重も減少したり、目の焦点が合っていなかったり……と、明らかに「変だ」とわかるものだ。

何らかのうつ的病理を抱えていても、そういったひと目でわかる状況になっていなければ、薬を飲んだとしても、できるだけ少量にしたほうがいいと思う。もちろん人の悩みは、どれだけつらいかわからない。こちらが「大したことないよ」と思っていても、本人は胸をかきむしられるようにつらいかもしれない。

しかし、それは「深刻な病気」とは言えないと思う。

最近は「新型うつ」（→P106）という言い方もされるようになった。抑うつ感で出社もつらいが、好きなことなら比較的元気にできる。「軽症うつ」という言い方もされる。このあたりの名称は医者によっても本や文献、論文によってもけっこうバラバラだ。

ともあれ――。

人間なら本来持っている苦しみや悩みまで「それは○○うつです」とされているのである。インターネットでも、うつはさまざまな名称で細分化されており、**どこまでが病気で、どこまでが「ややつらい悩み」か、なかなか線引きがむずかしくなっている。**

うつっぽくて元気がなくても、そのうち盛り返してくる……これは人間の自然な心の動きだ。悩みレベルでも充分につらいのはわかるが、それが出社も仕事もできないというぐらい病的になっていないと、大騒ぎしてあわてる「病」ではない。

まして、抗うつ薬や睡眠薬に頼ってもいけない。

「薬で治ります」と言われれば、そのほうが手っ取り早いから、気軽に飲んでしまう気持ちはわかる。しかし向精神薬の多くは〝劇薬〟でもある。

❖——どんな精神科医を選ぶか?

ストレスはきついものではあるが、人間にとって適度のストレスは必要でもある。ストレスに対抗することで、気持ちも強くなるし、肉体的なストレスを受けることで体力もつく。刺激を与えないと心も体も強くならないのだ。

問題なのはストレスが一杯になり、落ち込んだりイライラしたり暴力的になったりすることである。これは、うつ病とは言えないまでも、あきらかに〝病的〟だと自覚したほうがいい。けれどもこの段階でも、安易に薬に頼ってはいけない。

精神科医やカウンセラーに話を聞いてもらうだけでいい。

では、どういう精神科医がベターなのか。

まず、**じっくり話を聞いてくれる人。薬を出そうとしない人。**私見だが、大きな病院(大学病院など)の精神科は、できれば避けたほうがいい。そこにも名医はいるかもしれないが、圧倒的に患者数が多く、一人の医師が相当数の患者を診ていたりする。

心の病や悩み、葛藤は、本来なら10分や20分で聞けるようなものではない。1時間、2時間……場合によっては何日もかけて聞くべきものだろう。しかし、私がかつて通院していた大学病院のメンタルヘルス科（精神科という名称ではなかった）では、一人の医師が1時間に10人ぐらいの患者を診療していた。

これでは、次回の通院予約をして処方箋を書くだけだ。たったこれだけで「精神科専門療法」という診療費を取られているのだ。こういうところからは早めに逃げたほうがいい。

小さなクリニックが、心療内科である。医師免許を持っていれば、心療内科は誰でも開ける。心の病は胃腸障害なども引き起こすことが多く、心療内科では整腸剤や胃薬も普通に処方される（大病院の精神科でも処方してくれる）。

心療内科も、精神病院にいたあと開業した医師がいい。**しっかりした臨床経験を持っていないと、ここまでややこしくなっているうつの問題に対処しきれない**だろう。

また、初診でたくさん薬を処方されたら、こういうところも避けたほうがいい。

❖――薬剤師と仲良くなる

最近は、ほとんどの病院で院内処方はしない。外来患者に対しては、薬は院外の調剤薬局で処方される。この人たちは医師以上に「薬のプロ」である。外来で処方箋をもらい、調剤薬局に行く。調剤薬局もビジネスだから薬を多く出したいかというと、私の経験する限り、そうでもない。**薬剤師さんとできるだけ話をしてみよう。医師に話したことと同じでもいい。**

とくに、他の病気で薬を処方してもらっている場合は、**できるだけ調剤薬局は一本化すること。**「お薬手帳」を見れば別の調剤薬局でも処方の履歴はわかるが、やはり同じ薬局だとしっかりしたデータが残っている。

薬の飲み合わせは微妙なものだ。素人では簡単にわからない。

市販薬を見てもわかるが、虫眼鏡でないと見えないぐらいの小さな文字で副作用が「こんなにあるのか！」と驚くぐらい、びっしり書かれている。まるで「毒」である。

製薬会社も、ちゃんと予防線を張っているのだ。

とくに抗うつ薬の副作用は深刻で、5つや6つではない。30はラクにあるだろう。飲むと体中がおかしくなるぐらいの種類である。どの副作用が重要で、どの副作用はあまり気にしなくてもいいか、いろいろヒアリングしてみよう。

第2章

そもそも、なぜ「ストレス」がたまるのか?

「うつ」の最大の原因は
ストレスだと言ってもいい。
まず、この「ストレス」という
厄介なものの正体を押さえておこう。

1 うつのサインを見逃さない

❖──メランコリー親和型性格は、うつになりやすいか!?

いったんうつになると、「死んでしまいたい」と思わないまでも、いろいろなことから逃げたくなる。仕事もヤル気が起きない。集中力なども落ちてくるため、ミスも増えてくる。ダブルブッキングなど、しょっちゅうだろう。そこでさらに落ち込む──。

この段階で早めに手を打っておくことがポイントになる。

趣味だったことにも無関心になる。うつの人に「頑張れ」と言ってはいけないと言うが、やはりここは少しだけでも頑張るしかない。たとえば引きこもってしまうと、さらに気もふさぐだけでなく体力も落ちるので、元気も出ない。

ただ、頑張るのが苦痛になってはいけない。

この加減がなかなかむずかしい。私は「行動科学マネジメント」の考え方が有効だと思い、石田淳氏に協力をお願いした（↓第4章）。

ところで「メランコリー親和型」という言葉をご存じだろうか。決めたことを守る、自分を押し殺してでも周囲との調和を重視する……という性格だ。責任感も強く、他人への細かい気くばりもする。

だから**メランコリー親和型の人には、真面目で几帳面な人が多い。ある意味で融通がきかず、「まあ、適当でいいか」とも考えられないのでストレスをためやすい。**

しかし見方を変えれば、勤勉で思慮深く、他人や社会全体に細かく気を遣い、好ましい性格である。この性格の人はうつになりやすい——かもしれない。

私が20年近く前にメンタルクリニックを訪れたとき、「典型的なメランコリー親和型性格。もう少しいい加減になりなさい」と言われた。そして同時に、「責任感が強く勤勉で周囲に気をくばる——これは、〝いい性格〟なのです。ただストレスをためやすく、その結果うつになることもある。考えすぎず、今日イヤなことがあっても翌日に持ち越さず、スパッとリセットするように努力してください」

そう言われてはみたものの、なかなかできることではない。ただ、「面倒な性格だけど、無闇に敵もつくらない。決してダメな性格ではない」と時には思えるようになってきた。

もちろん、メランコリー親和型の人がうつになる、というのは、まるで「うつ病性善説」のようで、どこか違和感はある。

「ほんの少し、人よりストレスをためやすい性格だ」というぐらいに思っているほうが自然だろう。

❖──うつのいくつかのサインは？

そもそも**メランコリー親和型性格は、言ってみれば日本人によく見られる性格であって、欧米ではあまり、うつと結びつけて考えない**そうだ。

ただ、うつまでいかなくても、ストレスをためやすい──という観点だけで見れば、メランコリー親和型性格は、ストレスを強く感じる。「人は人、自分は自分。好きにやるさ」という性格は他人との調和を重視しないから、ストレスもたまらない。

性格を変えることは、とんでもなくむずかしい。だったら、**「メランコリー親和型性格でいいじゃないか」と考える**ようにしたほうがずっといい。

メランコリー親和型性格かどうかにかかわらず、「うつのサイン」とでも言うべき兆候はある。私なりにランダムにあげてみた。こういう兆候が見られたら、早めにストレスを発散する工夫をしてほしい。ここにあげたことが2、3日で治るのではなく何週間も続くようなら、「単なるストレス」の域を超えているかもしれない。

①激しい運動をしたわけでもないのに、すぐ疲れる。
②何となく不安になったり、イライラすることが増えた。
③仕事に対するヤル気がない。
④なかなか眠れない。
⑤現実の世界で起こったつらいことなどを夢に見る。
⑥泌尿器科では異常がないのに、夜中によく目が覚める。
⑦集中力や決断力、根気がなくなった。
⑧食欲がない。酒が好きだった人はすぐ酔うようになる。
⑨家族（妻や夫）との喧嘩が増えた。
⑩1日中憂うつではないが、朝の気分が重い。
⑪楽しみだったことに興味がなくなった。
⑫失敗したことをいつまでも悔やむ。
⑬行動的でなくなった（外出がおっくうなど）。
⑭周囲の視線が以前より気になる。

今では厚生労働省も、企業に対して従業員の「ストレスチェック」を奨励している。

❖──ストレスチェックを心がけよう

従業員のストレスチェックは大切なことである。過酷な労働でうつ状態になり自殺に至った人も少なくない。**ストレスは早いうちに摘み取っておくべき**だと思う。

そしてそれは雇用主としての経営者の責任でもあるだろう。また、部下を持つ管理職は、ストレスやうつのことをよく知っておいてほしい。

従業員のストレスを体ごと理解はできないかもしれないが、わかろうとしてほしい。また、従業員自身も意識して自分のストレス度に気をつけておいたほうがいい。

だがストレスチェックの基準は、かなり曖昧だ。先に私は14項目のストレスチェックをあげたが、これも絶対的なものではない。あくまで「参考」である。

インターネットにも、「あなたのストレス度をチェックしてみましょう」というサイトはたくさんある。そのなかには参考になるものも多い。なるべくこういうチェックをするように心がけたほうがいいだろう。

ストレスは、知らず知らずのうちに忍び込んでいるものだ。

また、どうも胃腸の調子が悪い、疲れやすい……といった人も、ストレスが原因になっていることがある。「元気がない」「ヤル気がない」というところまで進んでいたら、軽いうつを疑ってもいいかもしれない。

しかし、結果が悪くても、神経質に落ち込むことはない。

私は第1章で製薬会社に対して批判的なことも書いた。だが彼らにも、「病気を治したい」という気持ちがあることを否定はしない。ただ問題は、薬が効かなかったことと、副作用に苦しんだ人があまりに多かったことだ。

向精神薬を何種類も服用し、いわゆる「多剤投与」の状態になっている人も多かった。一時の私がそうだった。

繰り返すが、薬には必ず副作用がある。向精神薬に限らず、何種類もの薬を飲んでいる人は、できるだけ減らす努力をしてもらいたい。若い頃は何とかなっても、高齢になると薬が異常に効いたりすることも多い。

口で言うほど簡単ではないのは承知の上だが、**薬に頼らず生活リズムを整えたり、食事を工夫したり、運動をすることで病気を治す**のが、本来のやり方だと思う。

2　メランコリー親和型性格とストレス、うつ

❖――新型うつの考え方とは？

私は、「メランコリー親和型はうつになりやすいかもしれない」と書いた。几帳面で勤勉で他者を気遣う――。

だがこの性格でなくても、うつにはなる。これはいわば、病気の前の〝性格〟分類のレベルであって、「だからストレスがたまる」と短絡的に考えないほうがいい。

第1章で少し「新型うつ」について触れた。「双極性Ⅱ型」と大きく、くくられることもある。これは従来のうつでは説明しきれない、軽度のうつ、あるいは慢性化したうつのことだ。また、**メランコリー親和型のように自責の念が強い人だけではなく、「○○のせいでストレスになって、うつっぽい。病気だ」などと開き直ったりもする。**

ある意味でこの新型うつが「心の風邪キャンペーン」のターゲットになった。

いわば、新たに名前を与えられた、〝つくられた〟うつ病でもある。

しかし、つくられたうつでも軽度でも、うつはかなりつらい。私は20年近く通院して「軽症うつ」と言われているが、もはやここまで慢性化してしまうと、自分がどの程度のうつなのかもわからなくなる。

早く治そうと焦ってはいけないが、慢性化する前に手を打ちたいところである。

❖――ストレスから逃げるには「考え方」を変える

何かの原因でストレスがたまったとしても、そのストレスを解消してやれば、気持ちは元に戻る。いつまでも引きずるのが、いちばんよくない。

常にストレスが一杯の状態だと、ちょっとした新たなストレスが加わるだけで、食欲がなくなったり胃腸の具合が悪くなったり、眠れなかったりする。**ストレスがかかり続けている状態だと、抵抗力、免疫力も落ちる。**

しかし、簡単にストレス解消と言っても、それが普通にできていればうつにもならない。

そこで、ストレス（正確には「ストレッサー」）を深刻に感じないようにするには、考え方を変えてやる必要がある。

「何が何でもストレスに強くなろう」と考えるのではなく、「自分はストレスを感じやすいから、リラックスする方法を考えよう」というふうに、心を持っていくのだ。

ストレスを感じやすい人は、まず、「自分はストレスを感じやすい性格である」と自覚するところから始めてみよう。あまり真剣になると、ますますストレスを感じやすくなるかもしれないが、この自覚がないと先に進まない。

その上で、「ストレスを感じにくくするにはどうするか」を考える。

ここで大切なのは、「ストレスは誰でも感じるものであり、病気ではない」と、しっかり考えることである。「自分はストレスを感じやすいからダメだ」ではなく、「感じやすくてもいいじゃないか」と考える。

開き直りのようだが、要は考え方を変えるということだ。

❖——適度なストレスは、むしろエネルギーになる

36ページで、ストレスがコップにたまってあふれるイメージの話をした。少し角度を変えて説明してみよう。

ストレスにはさまざまある。暑さ、寒さ、騒音などの肉体的なストレスもあるし、精神的なストレスもある。ここでは精神的なストレスに絞って説明していく。

ここに1枚の板があると考えてほしい。その上に「重り」が乗って、板はたわんでいる。重りが「ストレス要因（ストレッサー）」、板のたわみが「ストレス反応」である。ストレスというものを考えるときには、これらを総合して見なければならない。

人によって、頑丈な板の人もいれば、柔らかくすぐにたわむ板の人もいる。同じストレス要因を受けても、何ともない人もいれば、大きく折れそうにたわむ人もいる。

また、ストレスがまったくなければいいかというと、そうでもない。**適度なストレスはあまり負担に感じないし、少しあったほうが、それに対して「負けずに頑張るぞ」という気持ちも起き、むしろ好ましい。**しかしストレスが大きすぎると、人は「ストレスを感じる」状態になり落ち込んだり悩んだりするのである。

こういうときには、そのつらく重い気持ちを誰かに相談するなり、自分で発散するなりして、ストレスを軽くしてやらなければならない。放っておくと板が折れてしまう。

この「折れた状態」が、うつ的な状態だ。だがまだ重いうつ病ではない。しかしそのまま板が折れた状態だと心身のバランスも大きく崩れ、重いうつになる。

軽いときは、うつというより「不安」「悩み」と言ったほうが適当だろう。この段階で早めにプレッシャーを除いてやらなければいけない。

「そんなに簡単に取り除けるぐらいなら苦労はしないよ」

と思われるだろう。たしかに、ストレスを感じやすい人は、要はストレス解消の方法が下手だとも言える。解消できないからストレスはたまり、板はたわむのである。

❖――「適当に生きる」ことを考えてみる

うつになりやすい人は、「自分はダメだ！」「あれは失敗だった。こうしていれば……」などと考えて、自分を追い詰める傾向がある。

これではストレスはたまる一方である。

だからこそ、まずはストレスが少ない状態にしておくことがポイントになる。うつ病まで至らなくても、ストレスが多いと病気にもかかりやすくなる。

自分を責めるのは、責任感のあらわれかもしれないが、何ごとも〝ほどほど〟にしなければならない。うつ病は心の部分ばかり取り上げられがちだが、**実はうつになると体のいろいろな場所が不調になる**。胃を壊したり下痢や便秘をしたり、血圧が上がったり……とさまざまだ。高齢者になると痴呆の要因にもなる。

こうなると、人間としての〝若々しさ〟〝エネルギー〟のようなものがなくなる。「うつは早死にする」とは言わないが、「うつな人ほど長生きする」とだけは言えないと思う。

ストレスを感じやすい人は、少し〝適当〟に生きる工夫をすることだ。それができないからうつは厄介なのだが、少なくともそういうふうに考えてみよう。ある意味での「開き直り」でもあるだろう。「ダメだ、ダメだ」ではなく、「これでいいじゃないか」と考えることが、うつから身を守る第一歩かもしれない。

❖——必要以上に、周囲を意識しない

そもそも社会生活にせよ学生生活にせよ、人間はいろいろな人と関わっている。このとき、「対人関係」という面倒なものがある。

誰もがみんな人づきあいが上手ではない。また、仮に上手でも、思わぬところから誹謗《ひぼう》中傷を受けることもある。そうなるとストレスがたまる。このストレスから完全に逃げることは、かなり無理なことだ。**人間は、いろいろな人と関わり合いながら生活している。当然そこには、人間関係のストレスも生まれる。**

社会生活をしている以上、このストレスから逃れることはむずかしい。

とくにストレスを感じやすく、うつっぽくなりがちな人は、対人関係を必要以上に深く考

えると思う。友人の数も多いのではないだろうか。

だが、単に知り合いとしてつながっているだけでは、本当の友人とは言えない。**数は少なくてもいい。真剣に語り合える、本当にわかり合える友人を持つ**ほうが、ストレス社会を生き抜く意味でも大事だと思う。

ストレスに対処するとき、一人ではつらいものだ。誰かの助けを借りられるようになっているのが、いちばんいい。人間関係のストレスは、「良い人間関係」を持っていることで解決できることも多いのである。

そもそも、同じ出来事を見たり聞いたりしても、人によって感じ方は違う。ストレスを感じる人もいれば、スルーできる人もいる。人間関係も同じである。

私がここで言えるのは、「必要以上に、人の意見を気にしない」ということだ。人の話をきちんと聞くことは大切だが、どう思われているかを気にしてストレスをためるのは、避けるようにしたい。

それが、ストレスへの対処法のひとつでもあるだろう。むずかしいことかもしれないが、気長に考え方を変えればいい、と思えば気もラクになる。

「こうでなければならない」というのが、いちばん危険なのである。

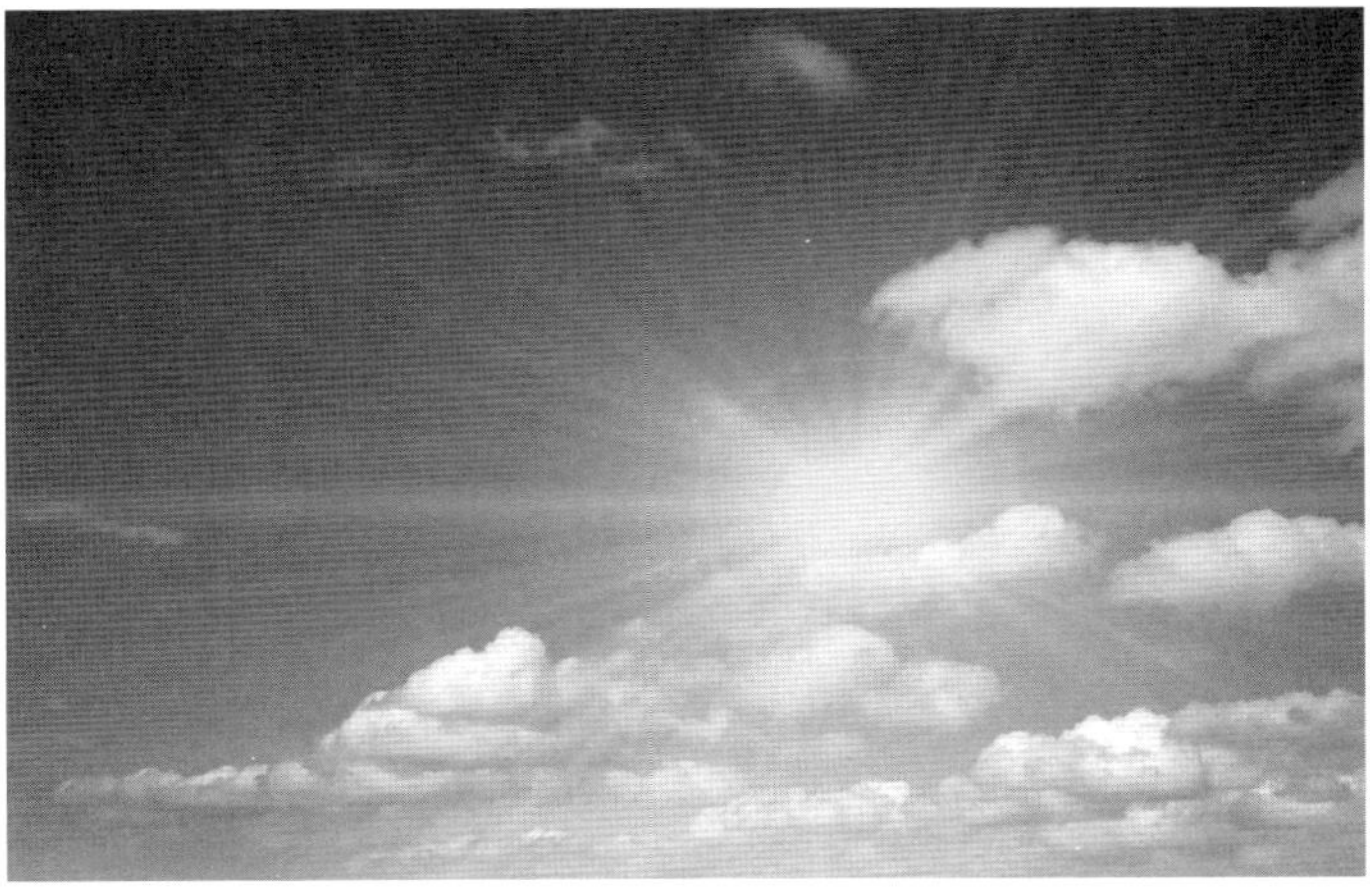

むずかしいことだけれども、
「必要以上に他人の意見を気にしない」
ということも、ストレス対策のひとつ。

3 ストレスと「付き合う」いくつかの方法

❖――ストレスを感じても引きずらない

よく、「こんな人はストレスを感じやすい」と言われるリストなどが紹介される。

しかし、先にも書いたようにストレスは誰でも感じる。それをいつまでも重荷に感じることのほうが問題なのだ。

そういうチェックリストで自分を振り返ることは、無意味ではない。ストレスを自覚するという意味でも、大切なことだ。

今の自分に、どんなストレスがどれぐらいかかっているか――チェックしてみる。そのためにも、本や雑誌などのチェックリストは、むしろ積極的に使っていい。

だが、**結果にあまりこだわらないほうがいいと思う**。

あくまで「ひとつの目安」程度に考えたほうが、それこそストレスにならない。

60ページで「認知療法」について説明した。ただ本格的な認知療法は、それなりにハードでもある。だから、「手軽な認知療法」の手始めとして、

「自分はどんな考え方（認知）をする人間か」

「今どんな考え方をしていて、どんなストレスがあるか」

ということをチェックしてみる。

ショックな出来事に遭ったり、面倒ごとに巻き込まれたとき、よほどのプラス思考の人でない限り、心は動揺する。そのとき、「もうダメだ……」といった、救いようのない考えに迷い込んでいることも少なくないはずだ。

そういう気持ちになっているときには、しっかりと現実に目を向けて、「本当にそうなのか」と自分に問いかけてみる。**最初から「解決できない」と思ってしまうと、心は袋小路に入ってゆく**ものだ。「解決策はないのか」「自分のこの考えでいいのか」と、少しだけ冷静になってみよう。

また人間関係はいろいろと面倒なこともある。言いたいことがあっても、言い出せずにス

トレスをためることもあるだろう。相手のこと、相手との関係を考えることは大切だが、できるだけ言いたいことはちゃんと言うように心がけてほしい。

❖――「いろいろある」という柔軟性を持とう

しかし、言いたいことをズバッと言えない人には、それはつらいばかりだろう。だから、「物事には、いろんな見方がある」という柔軟性を持つことだ。

たとえば、うつ病あるいはうつっぽくなるような人は、人間関係に真摯だと言われる。命令や強制が苦手でもある。最近は決してそうとも言えなくなっているが、やはりこの傾向はあるだろう。真面目すぎたり融通がきかなかったり頑固だったり……。

そういう性格を、むしろ好ましいと言う人もいる。だが人間の性格というものは、単純に区別できるものではない。裏を返せば「ええかっこしい」で優柔不断である。

だが、自分の性格や考えを否定することもない。

こういう性格だからうつになりやすい――という固定観念を捨てることも大事になる。

ともかく、うつから逃れるには、「発想を変える」ことが重要なのだ。ストレスを感じやすい人は、「それでもいいじゃないか」と思う一方で、「ストレスと仲よくなる」ぐらいの気持ちになってみる。

ストレスを感じたくなくても感じてしまう人が、うつに近いのである。であれば、「ストレスと同居する」と考えてしまう。**ストレスは、誰でも感じるのだから、「なくそう」と考えること自体がナンセンスだと私は思う**ようにしている。

そうすればストレスを受け流すこともできるだろう。

❖――「困ったこと」や「悩み」を横に並べない

よく、「ストレスなんか感じたことない」と言う人もいるが、それはストレスを重苦しく感じていないだけのことだ。ストレスは誰にでもやってくる。

ストレスまで行かなくても、「ヤバイ！」と思うことはあるはずだ。

これを早めに処理する。場合によっては忘れてしまってもいい。スポーツや読書をすることでイヤなことを忘れられるのであれば、できるだけそういう時間をつくるように工夫してみよう。

人間は誰しもストレスを感じる。それは「悩み」の段階で終わることもあるし、うつにつながることもある。誰でも感じるストレスを上手に処理するには、まず「自分にはどんなストレスがあるか」を自覚することだと、先ほど書いた。

だが自覚だけではいけない。

「どうやって少なくするか、解消するか」を考えるべきなのである。紙などに書き出してみるのもいい。チェックリストのようなものである。じっくり見てみると、「なーんだ」といったことに悩んでいたりするものだ。

もちろん、トラブルなどストレスの元になっていることの解決方法は、簡単には見つからないかもしれない。そういうときは、**解決する順番を決める**のである。

往々にしてストレスをためやすい人は、問題を横に並べる。悩みやトラブルなどを、いっぺんに考えてしまうのだ。

「あれもある、これもある……！」

と焦ってしまう。そこで、解決する優先順位を決めるのである。

私もその傾向があるから偉そうには言えないが、ストレスをためやすい人は、いっぺんに考え込んでしまう。**何から順番に解決するかを決めるだけで、気持ちは少しラクになるはずだ。**焦ってはいけない。

気持ちの持ち方次第で、ストレスはコントロールできる。いわば、ストレス・マネジメントである。

❖——仕事の「やるべきことリスト」は必ずつくる

このことは、ストレスに限らない。仕事などを進めていく上での「ダンドリ術」のようなものである。

仕事に限らず、家事でも勉強でも、「やるべきこと」は多い。ここに雑用がからまる。こういった「やるべきこと」を、**すべて書き出してみる。朝の仕事始めでもいいし、前夜寝る前でもいい。**

このリストアップが、まず最初の行動である。

このとき、どんな小さなことでも書き出すのがポイントだ。会議や会合などだけでなく、「○○に電話をかける」「××のコピーを取る」……といったことまで書き出す。そして、そのことが終わったら、棒線やマーカーで消す。このことで一種の〝達成感〟も生まれ、「よし！　ひとつ終わった」とガッツポーズをしたいぐらいになるかもしれない。

これが、ストレスにつながらない生き方である。

4 ストレスと、脳内ホルモン「セロトニン」の関係

❖──セロトニン欠乏が原因とされるが……

第1章の88ページでも少し触れたように、うつ傾向になるのは脳内のセロトニンが少なくなることが影響していると考えられる。「そうではない」と言う人もいるが、脳のことはまだよくわかっていないことが多い。

うつとは関係ないかもしれないが、2年前私は頭を強く打って、その1カ月後に頭部の「硬膜下」に血腫があることがわかり、頭蓋骨にドリルで穴を開けて血腫を取る手術をした。脳外科では〝盲腸並〟の手術らしい。

幸い手術は成功し、再発もしていない。しかし手術以降、とても疲れやすくなった。いくら〝盲腸並〟でも、脳をいじっているのだから、何らかの影響が出ても不思議はないと思う。

私は脳外科には素人だから、単なる感想にすぎないかもしれないが、**セロトニンの話にしても、まだまだ「これが絶対正しい」という考えはないのが当然**だろう。

だが、そういうことをいったん横に置いたとしても、やはりセロトニンは重要な神経伝達物質だと私は考えている。医者でも学者でもないので、あまり説得力はないかもしれないが、いろいろなデータを見た上で、そう思う。

❖――薬でセロトニンを増やしてもストレスは消えない⁉

問題なのは、抗うつ薬でうつから逃れようとすることだろう。たしかに抗うつ薬はセロトニンを増やす働きがある。しかし、**副作用も大きい「薬」を使って増やそうとすると、逆に交感神経と副交感神経の自然な切り替えが、うまくいかなくなる**という考え方が強くなっているようだ。

やはりセロトニンは、薬でコントロールすべきではないだろう。食事や生活習慣を整えることで、セロトニンも正常になる。たとえば鉄分やビタミンB群が不足すると、うつになりやすいという専門家もいる。

毎日の食事を工夫することでセロトニン不足を補ったり、リラクゼーションを心がけたほうが、薬に頼るよりずっと自然だと私も思っている。

抗うつ薬にはいろんな〝効き目〟がある。うつは、アドレナリンとノルアドレナリン、ドーパミンの暴走を制御できないことで起こると言われるが、**場合によっては抗うつ薬によって「過剰な鎮静作用」が脳内で働く**。そうなると、ぼんやりしてしまったり、元気になるはずの抗うつ薬で抑うつ気分になってしまう。

つまり、セロトニンが増えすぎてさまざまな症状があらわれる。これが、セロトニン症候群である。抗うつ薬の副作用として、製薬会社が「抑うつ」「全身倦怠感」を用意しているのには、それなりに理由があるのだ。

うつ的な気分になるのは、自律神経が正常に働いていないからでもある。抗うつ薬などは、そこを正常にするものだと言われてきた。しかし交感神経と副交感神経の切り替えは、薬で強制的に行なうものではない。

たとえば朝昼夜と規則正しく食事をしていると、胃腸も「そろそろ食物が来るぞ」と用意する。だが、メチャメチャな食生活だと胃腸も戸惑ってしまう。

❖──腸を健康にすると、うつにならない！

セロトニンは、人間の体にあるうち実に90％が小腸の粘膜にある。

昨今増えている「過敏性腸症候群」は、腸に異常がないのに、外出先で便意を催したりする。ひどいときは通勤時、一駅ごとにトイレに行かなければならない。これは自律神経のトラブルによるもので、セロトニンが関係していると言われる。

また、**慢性的な下痢や便秘などにもセロトニンが関連していると考えられている。**

つまり腸内のセロトニンは、腸のぜん動運動にも関係する。セロトニンには、整腸作用があるからだ。


また、腸の中には多くの細菌がいる。その中には「善玉菌」「悪玉菌」があることを、ご存じの方もいるだろう。善玉菌が多いと腸内環境も便通も良い。

腸内細菌は、いわば脳へセロトニンの〝材料〟を送るときに大きな働きをする。腸内環境が悪化すると、脳へセロトニンを送る働きも弱くなってくる。

結果的に、腸のトラブルはうつにつながっても行くわけである。

言い換えれば、腸を健康にすればうつにもなりにくい。

また、たんぱく質が極端に不足すると、脳の神経伝達物質もきちんと生産されないだけでなく神経伝達物質のバランスや切り替えも崩れる（→P132）。

そもそも消化器とストレスには、強い因果関係がある。

強烈なストレスがかかったり、常にストレス一杯状態だと、交感神経が興奮したままになる。アドレナリンがどんどん放出され心拍数は上がり、消化器系の運動は鎮まっていく。これだけなら胃腸はおかしくならないが、交感神経と副交感神経の両方が興奮したり、先に書いたように切り替えがうまくいかなくなる。

こうなると、胃の粘膜を守っている胃粘液が減り、胃酸は多く分泌される。

これでは胃も痛くなるし、場合によっては胃炎や胃潰瘍にもつながる。自律神経が正常に働いていないのである。

❖――脳内のセロトニンは2％！

セロトニンの残り10％のうち、8％は血小板にある。セロトニンは止血や血管の収縮などに関わっているとされている。

そして残りの2％が脳内の中枢神経にある。たった2％だが、これが人間の精神面に大きな影響を及ぼしている。

セロトニンは自律神経をコントロールし、不安を鎮める働きがあると言われる。そのためセロトニンの働きが鈍ったり、不足するとうつ病などにつながっていく。

人間には多かれ少なかれ、ストレスがかかっている。同じ出来事でもストレスと感じないようにするには、**ストレスが少しぐらいかかっても、心と身体がリラックスするように心が**

けることだろう。

つまり、交感神経が強い状態から副交感神経に、うまく移行できるようにするわけだ。このとき重要になるのがセロトニンなのである。

セロトニンは気分や感情をコントロールして、ストレスを感じにくくする作用がある。アドレナリンが過剰に出ている状態を抑えるのだ。

その結果、簡単に言ってしまえば、自律神経が安定する。しかし、抗うつ薬によってセロトニンを増やしてもそれほど効果がないことは、もはや定説になってきた。

また**最近注目され始めた神経伝達物質に「オキシトシン」というものがある。これはスキンシップなどで多く分泌される**。乳幼児をもつ親などは、オキシトシンの分泌も多い。また、オキシトシンの分泌が多い人は、リラックスした安定状態になるとされる。

ストレスを感じたりうつっぽくなったとき、誰かに足や手をさすってもらうだけで、リラックスすることも多い。胃腸の調子が悪いときは、お腹に手を当ててもらうだけで、ずいぶんとラクになるものだ。

いわゆる「手当」という言葉は、ここからきているのかもしれない。

5 セロトニンを増やす方法とは?

❖——なぜセロトニンが不足するのか?

セロトニンが不足すると、疲れやすく、元気もなく、一方でイライラしたり切れたりと、感情が安定しない。それだけでなく、眠れない、便秘・下痢、偏頭痛がするなどの身体的症状もあらわれやすい。

うつというと無力感で落ち込むばかりと考えがちだが、殺人を犯すのではないかと思うぐらい「ぶち切れる」人も少なくないのだ。

「心身症」という言葉がある。要するに心の不調によって、胃腸が悪くなったり血圧に異常が出たり……という症状である。ストレス性の胃炎などが典型かもしれない。とくに**消化器系はストレスに敏感で、下痢や便秘になる人も多い**。

ある意味で**心身症は、うつの一形態でもある**だろう。また抑うつ感や無力感はないのに体調が最悪……という状態を「仮面うつ病」とも言う。

ストレスなどでセロトニンは不足する。そのため元気もないうつ状態になるわけだが、このとき、太陽光を浴びるだけでかなり好転する。昼間の抑うつ気分も、外出して太陽光を浴びるだけで軽くなる。

太陽光を浴びると交感神経系が活性化する。うつは心身が抑制された状態だと思えばいい。これが太陽光を浴びることで、セロトニンも活発に分泌され、副交感神経との切り替えもスムーズになる。ストレスにも強くなる上、リラクゼーション効果もある。

抗うつ薬、精神安定剤はセロトニンを増やすのだが、逆にセロトニンが増えすぎてさまざまな症状があらわれることもある。

抗うつ薬の処方量は増えているのに、うつ病患者は増える一方なのだから、精神科医も最近は「薬に頼らないうつ病脱出」を主張する人が増えている。

セロトニンを増やすのに薬に頼ることはない。薬以外の方法でも増えるのだ。

では、人間の精神の安定に必要不可欠なセロトニンはなぜ不足するのだろう。

これには、いろいろな説がある。

肉体的にも精神的にも**ストレスの多い社会になり、その結果としてセロトニンが不足している**という考えがひとつ。また、規則正しい生活をすることで自律神経も安定し、セロトニンもしっかりと働くのだが、24時間社会になり昼夜逆転の人も増えた。この「生活習慣のバランスの乱れ」で生活リズムが崩れ、普通に活性化するはずのセロトニン分泌が衰えたという考えがひとつ。

また高齢者になると身体の機能が衰え、セロトニン不足になりやすいとの考えもある。

私としては、二番目の「生活リズムの乱れ」が、最も大きいと思っている。

❖──セロトニンは工夫次第で増える

では、不足したセロトニンを増やすにはどうすればよいだろう。

セロトニンを増やすはずの抗うつ薬があまり効かないとすれば、薬によってセロトニンを増やすこと自体に、意味がないということになる。かつては抗うつ薬によってうつを「叩く」といった治療法が多かったが、今は薬物療法を考え直す方向にあるようだ。

セロトニンを増やす方法は、①早寝早起き　②太陽光を浴びる　③規則正しい生活リズムと適度な運動　④スキンシップ……などがある。

ひとつずつ説明しよう。

①早寝早起き

セロトニンは日中、太陽が出ている間に多く分泌される。職業柄どうしても夜型にならざるを得ない場合もあるが、そういうケースでも規則正しい生活を心がけることで、セロトニンは安定する。

②太陽光を浴びる

そもそもセロトニンは、日中は分泌が多く夜は少ない。〝生物〟としての人間は、朝に起きて夜に眠るようにつくられているのだと思えばいいだろう。このセロトニンは、体内時計や自律神経の働きも整えている。

太陽光には「ブルーライト」という強い覚醒作用のある青い光が含まれ、パソコンやスマホなどのモニターからも強く出ている。最近では音ではなく光による目覚まし時計もあるぐらいで、朝起きたときに太陽光を浴びることは、体全体を目覚めさせる。

太陽光には脳を覚醒させる働きがあるのだ。

だから眠る前にパソコンやスマートフォンを操作することは、寝付きを悪くさせる。ゆったりとした音楽でも聴くのがいいだろう。

③規則正しい生活リズムと適度な運動

セロトニンは、人間が生きていく上で大切な〝リズム〟をコントロールしている。脈拍、呼吸などである。したがって「朝起きて、夜眠る。それもできるだけ同じ時間に」ということも、セロトニン分泌を安定させる。人間には体内時計というものがあり、バラバラな生活を送っているとこれが狂う。時差ボケなども同様である。

セロトニンは朝起きてから日中に多く分泌され、夜になると分泌量が減っていく。これが体内時計と深く関わっている。起きる時間や眠る時間もバラバラでは、セロトニンの分泌リズムもおかしくなる。

適度な軽い運動もセロトニンを増やすと言われる。無理な筋トレなどしなくていいから、たとえば朝の20~30分のウォーキングだけでかまわない。とくに高齢者はただでさえ体力が落ち、心身ともに不活発になりがちだ。そのため〝ひきこもり〟状態からうつにつながるケースも少なくない。最初は5分、10分からでもいいのである。

ちなみにセロトニンは、睡眠ホルモンであるメラトニンと対比される。セロトニンは脳が起きることを促し、メラトニンには睡眠作用がある。昼間はセロトニンが分泌され、夜はメラトニンが多く分泌されている。

なお、多くの睡眠薬は中枢神経を、いわば〝麻痺〟させるものだが、最近はメラトニンを増やすタイプも処方されるようになった。睡眠のリズムを整えたい人には、このタイプのほうが効果的だとされる。

毎日決まった時間に服用することで、睡眠の質も良くなるかもしれない。とはいえ脳内ホルモンに作用するのだから決して好ましいとは言えないだろう。

④スキンシップ

125ページで「オキシトシン」について触れた。動物が互いの毛づくろいなどをすることを「グルーミング」と言うが、人間のスキンシップにも同様の癒し効果がある。

たとえば、親子や恋人同士の触れ合い、家族や友人とのおしゃべりなどである。単純にさすったりマッサージするだけでも充分効果はある。ペットを飼うことも、「アニマルセラピー」と言われ、一定の効果がある。

これらの行動が「オキシトシン」を分泌させ、癒しにつながるのである。

オキシトシンは「愛情ホルモン」とも言われる。

6 ストレスをためない食事とは?

❖――キーワードは腸内環境と「トリプトファン」

セロトニンのほとんどは腸にあるが、ストレスなどの〝気持ち〟に関係するのは、脳内のセロトニンである。しかし、腸のセロトニンは脳内には入ってこれない人体のしくみになっており、脳内で働くセロトニンは脳内で合成しなければならない。

脳内でセロトニンをつくるために必要な、いわば〝材料〟が「トリプトファン」というアミノ酸である。しかしこれも体内ではつくれない。

食事によって体内に取り込むしかないのだ。

トリプトファンは、肉類、魚類、米、麺類、乳製品など、「たんぱく質」を含む食材に多く含まれている。ところが、不摂生や無理なダイエット、一日一食などを続けていると、トリプトファンもできず、結果的にセロトニンも不足する。こうなると自律神経も乱れ、ストレスもたまり、場合によってはうつになる。

現代社会では食生活が乱れることも多い。そうなるとどうしてもトリプトファンが不足しがちになる。トリプトファンは、セロトニンだけでなく眠りを誘うメラトニンの材料でもあり、不足しないように食生活を工夫してほしい。

なお、たんぱく質には動物性（肉、魚、卵、チーズなど）と植物性（大豆、豆類、穀類など）がある。セロトニンの材料として使われやすいのは、植物性たんぱく質だ。とはいえ、動物性たんぱく質も有効なアミノ酸である。

また、**セロトニンをつくり出すには、トリプトファンのほかにも「ビタミンＢ６」や「鉄分」も不可欠になる。**トリプトファンとビタミンＢ６が腸内で合成され、脳内へ運ばれたあと、セロトニンに変化する——と思えばいいだろう。

鉄分は、セロトニンだけでなくドーパミンやノルアドレナリンの合成に欠かせない酵素（トリプトファン水酸化酵素）の働きを助けていると言われる。

❖——トリプトファンを多く含む食材は？

動物性たんぱく質からトリプトファンを効率よく体内に取り込むには、乳製品がいいだろう。たとえば**チーズやヨーグルトなどの乳製品は、たんぱく質を豊富に含んでいる。トリプトファンも多い。**

さらに乳製品に含まれる乳酸菌は、腸内でたんぱく質の分解を助ける働きをしている。ただし、体質的にヨーグルトなどがダメな人もいるので、絶対ではない。

①ビタミンB6を含む食材

・赤身の魚（マグロ・カツオなど）
・肉類（豚肉・鶏肉・牛肉など）
・レバー（豚・鶏・牛）
・豆類（大豆・小豆など）
・果物（バナナ・プルーンなど）

②鉄分を含む食材

・魚類（鮎、鰯、煮干しなど）
・貝類（しじみ、あさりなど）
・海藻（あおのり、ひじきなど）
・肉類（豚肉、鶏肉、牛肉など）

・レバー（豚・鶏・牛）
・卵の卵黄
・豆類（大豆・小豆、みそなど）

ここでも腸内細菌が重要になる。

実はビタミンＢ６は、腸内細菌によって食品中から取り出され、合成される。そのため、腸内環境が悪いと、いくらビタミンＢ６が豊富な食材を食べても意味はない。

同じように、鉄分も腸内細菌によって体が吸収しやすい形になると考えられている。

❖──炭水化物と一緒に摂ると効果的！

たんぱく質には、トリプトファン以外にもさまざまなアミノ酸が含まれるが、トリプトファンが脳内へ運ばれるのを阻害するものもある。

しかし、一緒に炭水化物（砂糖などの糖質）を摂取することでインスリンの血中濃度が上がり、トリプトファンがスムーズに脳内へ運ばれる。このしくみは少し複雑なのだが、要は**「たんぱく質と一緒に炭水化物を摂取すると効果的」**と覚えておくといいだろう。

炭水化物は、米などの穀類、パンやうどん、イモ類に豊富に含まれている。必要なものではあるが、摂りすぎると栄養はかたよる。

結局のところ、バランスの取れた食事を心がけるということなのである。

なお忙しい現代人にお勧めなのが、バナナである。バナナはトリプトファンの含有量自体は多くないのだが、セロトニンの材料として必要な、トリプトファン、ビタミンB6、炭水化物のすべてが含まれている。

消化も良く胃にも優しいので、それこそ「朝に1本」というのは、いろいろな面で非常に効果的でもある。

本来、**トリプトファンはバランスのよい食生活と、規則正しい生活を送っていれば、そんなに不足することはない**。しかし、バランスよく食べ、規則正しく生活できている人は、意外と少ないものだ。

ストレスや抑うつ感を感じたり、何となく気が滅入る、眠れない……といったときは、トリプトファンが不足しているサインかもしれない。

❖——結局は「腸」がポイントになる

体内のセロトニンの大半は、腸にある。腸を整えればセロトニンも整い、自律神経も安定する――基本はここにあるだろう。

暴飲暴食、ストレス、過度なダイエットなどで**腸内環境が悪化すると、腸内のセロトニンが担っている、便を排出するぜん動運動にも悪影響が出る**。そうなると便秘や下痢などになりやすい。

脳内でつくられるセロトニンも、元をたどれば腸が関わっているのである。

乳酸菌などの腸内細菌が脳内のセロトニンの合成にも関わるということは、腸を悪化させると脳内のセロトニン合成にも影響が出る、ということだ。

また一方で、逆に脳内のセロトニンも腸内細菌へ影響を与えている。

脳がストレスを感じると、脳内のセロトニンの働きが鈍る。すると、セロトニンによって保たれていた自律神経の働きが乱れていく。交感神経が異常に働き、胃腸などの消化器官の働きを悪くするのである。

ストレスが続き、交感神経が強く働けば働くほど、消化器官の働きは弱くなる。消化吸収力も低下し、腸内環境と腸内細菌にも悪影響を与える。ストレスによってストレスホルモンであるノルアドレナリンが腸内に多く出ると、大腸菌などの悪玉菌が増える。

脳内のセロトニンと腸内の細菌は、影響し合っている。**「腸は第二の脳」**と言われるのもそのためである。

7 すべて、自律神経がカギになる

❖自律神経の働きが不安定になると、うつにつながる

ここまでの説明で、うつや落ち込みに自律神経が大きく関わっていることは、おわかりいただけたと思う。自律神経が不安定になることで、心身にさまざまな悪影響を及ぼし、重くなると「うつ病」に進むのである。

ストレスがかかりすぎると、普通なら自然に働いている自律神経がうまく機能しなくなる。しかし自律神経は、「こうやって治そう」と思って治るものではない。人間の意思とは関係なく心身が働いているものだからだ。

いわば**「自律神経失調症」は病名ではなく〝状態〟をあらわす**ものだと思えばいい。病気ではないのだから、生活習慣を整えることで、意外とあっさり治る。

うつの〝入り口〟かもしれないが、うつ病ではない。

ストレスを感じると交感神経が興奮するだけでなく、副交感神経との切り替えがうまくいかなくなる。繰り返しになるが、これが自律神経失調症である。

ストレスがなくなっていけば、副交感神経が活発になってリラックス状態になる。だが常にストレスがかかっていると、この切り替えができにくくなるのだ。

交感神経は元気をみなぎらせたりするのに必要なものではあるが、ずっとこの状態だと眠れなかったり興奮状態が収まらない。

❖──忙しさは自律神経の敵でもある

ザックリ言ってしまうと、自律神経失調症は「メリハリ不足」でもある。

人間は、交感神経と副交感神経がメリハリ良く働いている。しかし不規則な生活、忙しすぎる生活、気持ちに余裕のない生活には、メリハリがない。

休むべきときには休み、忙しく活動すべきときには一気に動くというリズムのようなものが必要になる。しかしストレスがあふれるような状態では、このリズムが乱れてくる。脳も休まらないから自律神経も弱ってくる。

だからこそ、忙しさばかりの生活はできるだけ避けたい。ただ、適度な忙しさは、ぼんやり何もしないよりはずっとマシである。

風邪を引かないようにうがいや手洗いをするのと同じように、自分はストレスに弱いと思う人はそれなりの対応策を考えておいたほうがいい。ときどき意識して深呼吸をするだけでも、気持ちは落ち着くはずだ。

最初に息を吸ってもいいのだが、うまくいかなければ、まず大きく息を吐ききってしまうのがコツ。こうして肺の中を空っぽにすると、人間は自然と大きく息を吸う。これを繰り返すのである。

また、うつなどの気分障害には、ヨガを初めとする「瞑想」がいい、という話もある。何も考えずに呼吸にのみ意識を集中することで、脳は一時的にせよ休息状態に入る。

脳の詳しい説明は省くが、「前頭前野」（脳の前部）が心や身体に命令を出し、「海馬《かいば》」という部分が情報を蓄えている。**うつになると元気がなくなったり、ときには記憶力も鈍るのは、前頭前野と海馬の機能が衰えてきたせいでもある。**

ここを休ませてやることも、ストレス対策には重要になってくるのである。

第3章

ストレスをためず、うつにならない習慣

抗うつ薬などの「薬」でストレスはなくならない。
大切なことは、
ストレスやうつに強くなる
「習慣」を身につけることだ。

1 やはり理想は早寝早起き

❖──「体内時計」とストレスとの密接な関係

最近の日本は、とくに都会では24時間フル稼働である。昔のように、日が落ちたら眠り、太陽が昇れば起きる――という状態ではない。職業柄、どうしても夜型になってしまう人も少なくないだろう。

しかしそれでも、**ストレスをためず、うつになりにくいという点では、やはり朝型のほうがベター**である。

人間の体には「体内時計（生物時計）」というものがあることは、すでに述べた。普通の生活をしていれば、朝に目が覚めて夜に眠くなる。また、一定の時間が過ぎると空腹になる。これは意識してそうしているのではなく、この体内時計のリズムによってコントロールされているのである。

体内時計と自律神経は密接な関係がある。簡単に言えば、昼間は交感神経が働いて活動的になり、夜になると副交感神経が働いて眠くなる。

なお**体内時計は約25時間周期である。だから「概日リズム」とも言われる。**最近は「24時間10分」という説もあるようだが、いずれにせよ24時間より長い。放っておくと少しずつずれていくから、できるだけ決まった時間に起きたり、決まった時間に食事を摂ることで24時間周期に調整していると思えばいい。

そのため**不規則な生活を続けていると、概日リズムもメチャクチャになり、不眠や胃腸障害などを引き起こす。**

そもそもこのリズムは24時間以上なのだから、「もう少し眠っていたい」という気持ちにもなって当たり前なのだ。だから、多くの人は朝がつらい。

これが、「睡眠慣性」というものだ。

いきなり起こされてぼーっとした経験は多くの人が持っていると思う。これは「もう少し眠っていたい」という脳の習性のようなものだ。眠っている時間は体温が下がり、起きて体温が上がるにつれて脳は覚醒していって、体全体も目覚めるのである。

もちろん夜型が絶対ダメというわけではない。たとえば朝4時頃まで仕事をし、正午頃に起きる。そこで軽食を摂り、3時頃に昼食、夜7時頃から夕食。夜中の10時頃から仕事を始める。このリズムが自分に合っているなら、それで固定する。夜型でも一定のリズムを保つことで、自律神経は大きく狂わない。

❖眠る時間帯をできるだけ同じにする

私は夜型だが、朝8時に人と会う予定が入ったりすると、前日と翌日はきわめて不調である。若い頃は何とかなっても、年齢を重ねると体も気持ちも、変化適応力がなくなってくるのだろう。

だからやはり、朝型に持っていくのが好ましいだろう。休日に昼過ぎまで眠ってしまうのも良くない。休日も平日も、同じリズムで生活すると自律神経も乱れない。

仮に夜型や不規則な生活だったとしても、たとえば毎日決まった時間帯だけは眠ったり、食事の時間も大きく狂わせないことで、自律神経はあまり乱れない。

また個人差はあるが、人間は約90分周期でレム睡眠（浅い眠り）とノンレム睡眠（深い眠り）を繰り返している。普通は入眠するとノンレム睡眠に入り、しばらく目を覚まさない。体だけではなく脳が休んでいる状態だ。しかしそれが終わるとレム睡眠に入る。

レム睡眠の間は脳は完全に休んでなく、夢も見る。

ノンレム睡眠の間はずっと深い眠りかというと、決してそうではない。人にもよるが、大人の睡眠は20％ほどがレム睡眠、ノンレム睡眠の60～70％が「ノンレム軽睡眠」、ノンレムの深い眠りが10％ほどである。ノンレム睡眠にもわずかだが深い眠りの時間はあるが、人間は意外と、うとうとしている時間が多いのだ。

この比率を変えて深い睡眠をとろうとしても、なかなかうまくいかない。むしろ、常に浅い睡眠の人も多い。こういう人は夜中にレム睡眠が終わったとき目が覚めて、なかなか眠れない。**典型的な睡眠リズム障害である。**

また体内時計が25時間よりかなり長い人もいる。こういう人は、どうやっても朝が苦手だ。さらに**年齢を重ねるごとに深い睡眠の時間は減っていく。歳をとると眠りが浅くなり、朝早く目が覚めてしまう**のも、そのためである。

深い眠りを増やすには、できるだけ決まった時間に起きること。また、眠くても長時間の昼寝をしないことである。朝寝坊や、1時間以上の昼寝は夜の眠りの質を悪くさせるだけでなく、そもそも寝付きが悪くなる。

過剰になってはいけないが、**昼間はできるだけ体を動かす**こと。デスクワークの人でも、30分ごとぐらいに椅子から立ち、軽い体操をするだけで、良い眠りにつながる。

まずはこういった簡単なところから習慣をつくり、眠りの質を上げよう。

2　目が覚めたら太陽光線を浴びる

❖──太陽光には覚醒作用がある

朝、どろどろっと起きて朝食も摂らずに寝ぼけ眼で家を出る――これがいちばん良くないパターンである。1分でも2分でも眠っていたい気持ちはわかるが、この朝のドタバタを続けていると、体も脳も完全に目覚めないまま、「午前中はどうも不調だ」ということになる。この不調さが激しくなると、うつのサインである。

太陽光の効果については第2章でも触れた。

まず、起きたら太陽の光を浴びる。寝室の東側の窓のカーテンを開けておいて、夜が明けると自然と太陽光が部屋に差し込むようにしてもいいだろう。**太陽光には覚醒作用があるだけでなく、交感神経を活発にさせ、セロトニンも活性化させる。**

曇り空でも、暗い部屋にいるよりはいいし、強い蛍光灯の光でもいい。目安は30分。「朝の眠いときに30分なんて、とんでもない！」という人は、10分でも20分でもいい。私の実感では、5分でも違う。雨や曇りのときでも、屋外の光をできるだけ浴びることで、体も脳も目覚めていく。

ストレス、うつと日照時間には、密接な関係があるのではないだろうか。私の経験から言っても、**つらくて1日中外出しないときと、つらくても何とか頑張って数分間でいいから外出したときとは、明らかに後者のほうが調子がいい**。よく「気持ちが疲れているときは、外の空気を吸うだけで違う」と言われるのも、もっともだと思う。

私も1日中寝ていたいことは多いのだが、できるだけ近くの喫茶店などに行くようにしている。そこで本を読んだり仕事をしなければ……と考えなくてもいい。ただ、ぼーっと1、2時間過ごすだけでも、そのあとの調子が違ってくるから不思議である。

また、私のうつ加減は冬場にひどくなることが多い。いわゆる「冬季うつ」だ。これが**「出かける」だけで、〝リズム〟ができてくる**のである。ということは、1日の生活のなかに散歩の習慣を組み込むだけで、何となくだが、気分も良くなるはずだ。

そもそも、ストレスやうつ、気分障害……といったものは、定義があいまいだ。だから回復状態などもむりやり定義づけせずに、「何となく気分がいい」というもので充分だと思う。その「何となく」を続けていけば、少しずつでも良くなっていくはずだ。

❖——どうしても夜型の人も朝日を浴びるといい

一説によると、朝に太陽光を浴びて、そのあとまた眠ったとしても、それは〝昼寝〟のようなものだと言う。つまり、朝日を浴びておけば、いったん体内時計のリセットはできているというわけだ。しかし、朝日を浴びてから3時間も4時間も眠ったのでは、あまり意味はない。せいぜい1時間ぐらいだろうか。

それでも、**ずっと昼頃まで眠っていたときと、朝8時頃に太陽光を浴びてから眠ったときとでは、その日の午後の調子がだいぶ違う**気がする。

だから夜型の人でも、できるだけいったん朝の光を浴びたほうがいい。しっかりした学説があるかどうかはわからないが、これは私の実感である。

すでに書いたように、太陽光（他の強い光でもいい）は、体内のリズムを安定させる。もし朝寝坊しても、昼間に光を浴びるだけで体内時計が早いほうにずれてくれる。

したがって散歩やジョギングの習慣も、できれば朝のほうがいい。夕方暗くなってからならいいが、まだ夕陽がきついときに散歩やジョギングをすると、体内時計はむしろ後退して眠りづらくなるという人もいる。

睡眠薬などではなく、自然に眠くなって眠ったときは、睡眠の〝質〟もいい。

昼間の交感神経優位から副交感神経優位に変わると、体温も低くなり、眠くなる。風呂に入ってから眠ったほうがいいのは、入浴で上がった体温が徐々に下がっていくことによって、心地よい眠りにつながるからでもある。

❖——散歩と軽い運動はストレス解消につながる

とはいえ、ストレスがたまってうつっぽくなっているときは、朝に散歩などとんでもないだろう。午後になると少し調子が上向いてくるはずだから、あまり杓子定規に考えずに、「夕方でもいいから、動かないよりはずっとマシだ」——と思うほうがいい。

部屋に閉じこもりがちだったり、漫然と自宅と会社を往復するだけでは、そもそも体力が弱る。若いときは何とかなっても、ある程度の年齢になると、筋力はガクンと落ちる。そうなれば動くこと自体が苦痛になり、ますますうつっぽくなるだろう。

散歩の習慣がない人は、通勤駅を1つずらして歩くだけでもいい。

また地方の人は車で移動することが多く、足が衰えがちだ。都会は電車の乗り換えなどで、意外と歩くものである。だから地方の人ほど意識して歩くことを考えなければならない。

体を動かすこととストレス解消とは、何らかの形でつながっているというのが私の持論でもある。統計があるわけではないが、私の知る限り、設計士でうつになった人は何人かいるが、大工さんや左官屋さんのように朝8時から仕事を始め、夕方にはスパッと終えるガテン系の人でうつの人はほとんど見ない。

また、外回りの営業職より、デスクワークの人のほうが、うつになりやすいと思う。

もちろん体を動かす仕事でもストレスはたまる。私もうつっぽくなった外勤営業マンを何人か知っている。ただ、**データがあるわけでもなく、あくまで感覚的な確率だが、体を動かさない人のほうがうつになりやすい**のではないだろうか。

デスクワークの人でも、たとえば1時間おきに体操をする。休日はスポーツを楽しんでいる友人がいるが、表面上はあまりストレスをためているようには見えない。

だからこそ、**日常生活のなかにできるだけ「体を動かす」習慣を取り入れるようにしたい。とくに足は重要だ。**また60歳を超えてから1週間寝込んだら、約20％の筋肉が削ぎ落とされるとも言われている。

その結果、動くと筋肉痛などで疲れるようになり、ストレスもたまりやすくなるのである。

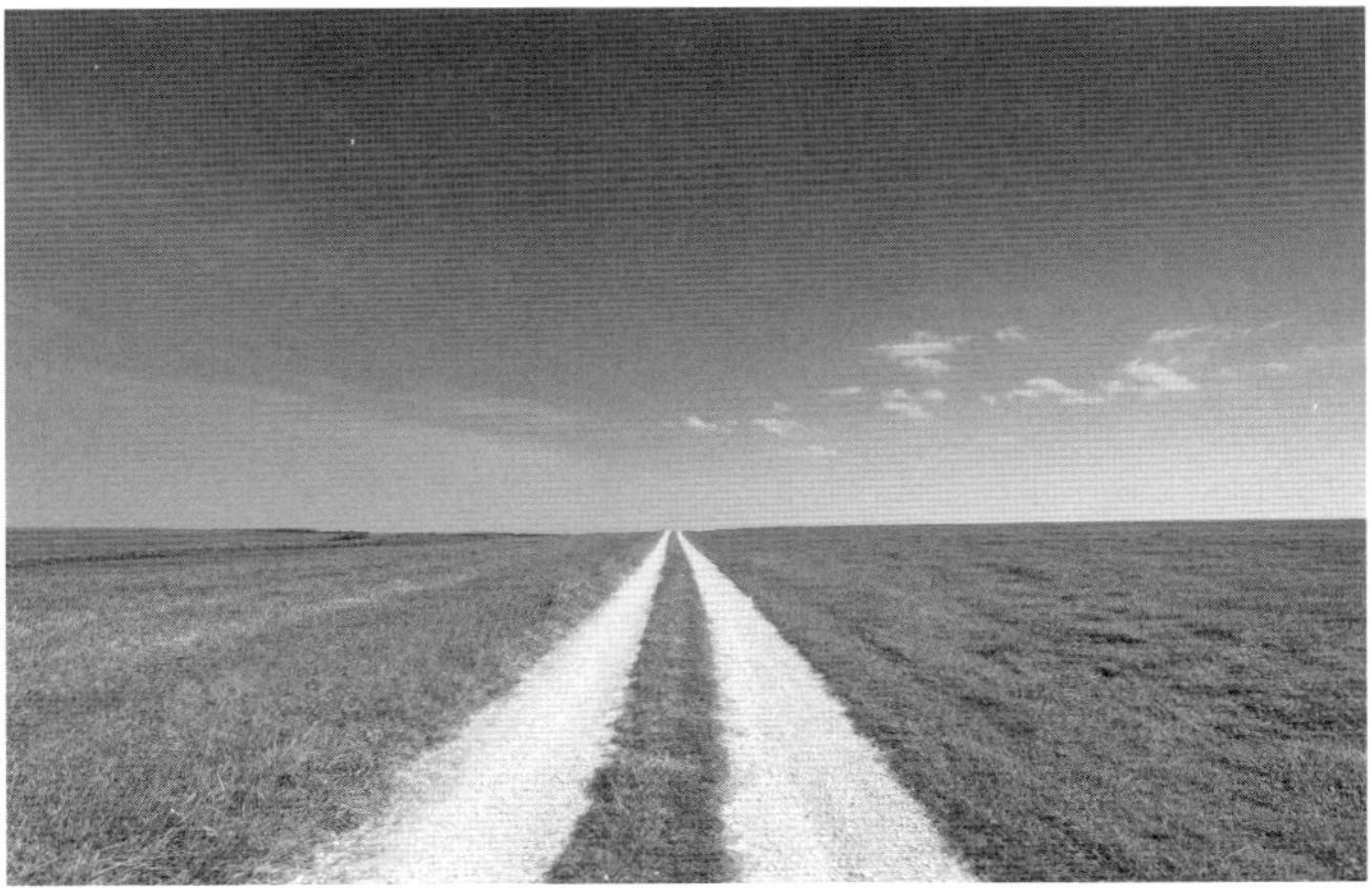

日常生活のなかに、意識して
「体を動かす」習慣を取り入れること！
とくに「足」が衰えると活動が鈍り、
心も落ち込む。

3 目覚めたらすぐには起きない！

❖——目覚めたら、まず体をほぐす

誰でも朝はつらい。うつっぽくなると、ますますつらくなる。

だがこれは、人間の習性のようなものだと割り切ってしまうことだ。朝は眠いのが当たり前。しかも眠る時間が遅かったら睡眠時間そのものが足りず、なかなか起きられない。

とはいえ、ここでズルズルとベッドの中にいたのでは、リズムも崩れる。

では、目覚めたときのつらさが軽くなる方法はないのだろうか。

散歩などをするのもいいが、そこまで行くのが大変だ。だからまず**目を覚ましたらいきなり起きるのではなく、しばらくベッドの中で手足を動かして体をほぐす**。寝ている間に硬直化した体を軽くし、血行を良くするのである。

とくに高齢になるほど、眠っている間に体は固くなる。

眠くなるのは体温が下がるからだから、起きるには体温を上げてやればいい。筋トレなどをしなくていいから、横になったまま手足を動かす。手を握ったり開いたりするだけでもいい。手足をブラブラさせてもいいだろう。

早く出社しなければならないときはそうもいかないだろうから、出社時間より少しは早く起きるようにしたい。そうこうしているうちに、体も脳も目覚めてくる。

なお、**休日などに昼過ぎまで眠ってしまうのは避けてほしい。眠り過ぎは体内リズムを崩して、かえって体や脳を疲れさせる。**「ねむだるい」という状態だ。とくに睡眠薬を使った朝などは、まだ薬が体に残っている。何となく全身がだるく、パキッと目が覚めない。これではその日1日、ぼーっとして過ごすことになりかねない。

睡眠不足も良くないが寝過ぎも良くないのである。

うつ病の人で、それこそ1日中寝ている人がいる。これは単に「ヤル気、元気」がないだけでなく、「過眠」という厄介な状態だ。

うつにならない、ストレスをためすぎない……という意味では、睡眠は何よりも大切である。先ほど触れたように、眠る前にはゆっくりと風呂に入ってほしい。シャワーを浴びるだけではなく、しっかりと湯船につかるのだ。

この習慣を持っている人は、ストレスもたまりにくい。湯船の中であれこれ考えて逆効果ではないかと思うかもしれないが、風呂の中ではたいていの人がぼーっとして何も考えないものだ。この**「何も考えない時間」が大切なのである。**10分が目安だ。

これが、良質な睡眠にもつながっていく。

❖──シャワーを浴びて冷水を飲む

ベッドの中で体をほぐし、ある程度目覚めたら、散歩をしないまでも、温水シャワーを浴びるといい。いきなり冷水では心臓にも良くない。

とくに高齢者は、温度の変化になかなかついていけない。真冬など、風呂と脱衣所の温度が違うだけで、いわゆる「ヒートショック」現象を起こし、心臓麻痺などにつながりかねない。まず、ぬるめのお湯から始めよう。

知り合いに何度か重いうつになった人がいる。いろいろ薬を試したが、どれもダメで休職までした。結局、朝起きて軽い体操をし、シャワーを浴びる習慣を苦労して身につけることで抜け出すことができたそうだ。

今では、朝のシャワーを浴びないと逆に気持ち悪いほどだという。

シャワーを浴びて体温を上げれば、交感神経も活発になる。自律神経は、交感神経と副交感神経のスムーズな切り替えを促すのだが、シャワーは自律神経に、「さあ、頑張りましょう！」と気合いをかけているようなものかもしれない。

ぬるいお湯に体が慣れたら、熱めのお湯に変えるとさらに効果的だ。

シャワーのあとは冷たい水で顔を洗う。常温で充分だ。これでさらにスッキリするだろう。もっとも冷たい水は決して肌にいいとは言えないので、女性は化粧の乗りも悪くなる。水のあと、ぬるま湯で肌を整えたほうが、肌にもいいだろう。

また、**シャワーのあとでも前でもいいが、冷たい水を飲むといい**。これは眠っている胃腸に、「さあ、起きてください！」と命令する意味がある。137ページで、胃腸と脳の密接な関係について触れたが、ここでも理屈は同じである。

ただあまり冷たすぎるのは胃にも悪い。ゆっくりとお茶を飲んでもかまわない。

胃腸が規則正しく動き出すことによって、自律神経も狂わずにすむのである。

なお基本的に胃腸は夜の間、休んでいる。だから、夜中に重い食事をすると、胃腸は休む暇がない。かといってまったくの空腹でも眠れないだろうから、眠る前には温かいミルクなどをコップに1杯飲んでおくのもいいだろう。

4 朝食を摂るときの理想的な方法とは？

❖──朝食は明るいところで食べる

朝起きて、のんびり太陽光を浴びる時間的な余裕も、気持ちの余裕もない人は、せめて朝食は明るい場所で食べよう。暗い部屋で朝食を摂るのは、最悪である。

これでは体内時計も整わない。

体内時計は、不規則な生活をしているとすぐに乱れる。これが自律神経の乱れにつながり、しっかり起きるべきときに元気が出ない。これを調整するいちばんの方法が**「きちんと朝食を食べる」**ということでもあるのだ。カーテンを閉め切った部屋で出社ギリギリまで眠って、朝食抜きで出かけることは避けたい。

「あと1分でいいから眠らせてくれ」と思う気持ちは、よくわかる。悪いことでも何でもない。しかしここで甘えていると、心はストレスに弱くなる一方だ。脳も目覚めていない状態で動き出すのだから体にも良くない。免疫力も低下するだろう。

朝、コップ1杯の水を飲むだけで、体に「起きろ！」と指令を出すことになるのだが、水だけでは充分ではない。**食事（ジュースや果物でもいい）を体内に入れることで初めて、体内時計の1日も動き出す**と考えるとわかりやすいだろう。

さらに言うと、原則的に昼食と夕食もできるだけ決まった時間にしたほうがいい。たとえば昼食を食べたり抜いたりでは、胃腸もどう準備していいかわからない。

実は私は朝昼ほとんど食べず、間食をし、夜にドカ食いをしてどんな胃腸薬を飲んでも下痢が治らなかった時期があった。しかし、たとえヨーグルト1カップ、バナナ1本でも、朝と昼、決まった時間に食べるようにしただけで、胃痛も下痢も嘘のように治った。

人間の体は、それぐらいデリケートなのである。

❖——朝の果物は気分をリフレッシュさせる

では朝食にいい食べ物とは、何だろう。

理想はご飯も野菜も食べることだが、現実問題、なかなかそうもいかない。そこで果物である。**ミカン、オレンジなどの柑橘系の果物には、脳を目覚めさせる効果があると言われる。**

また、柑橘系の香りには、リラクゼーション効果もあるそうだ。

柑橘系の果物はビタミンCが豊富に含まれる。ビタミンCには覚醒作用があり、眠気を覚ましてくれるだろう。ミカンなどをたくさん食べている人は、風邪も引きにくいので、トータルで見て健康にもいい。

また、自律神経を安定させ、脳の興奮を抑える「GABA《ギャバ》」という脳内物質がある。いわゆる精神安定剤の多くは、GABAに働きかけ、気持ちを安定させる。

柑橘類のビタミンCは、GABAの働きを弱めると言われる。つまり、脳を元気にさせるわけである。だから、とくに酸っぱいレモンなどは覚醒効果がかなり強い。

朝のリフレッシュには、格好の果物と言えるだろう。

ただ、**胃腸が弱っているときに柑橘類を摂り過ぎると、胃腸を悪化させることもある。**

〝ほどほど〟がいちばんなのは、どの食べ物も同じである。

最近はビタミンCドリンクなども販売されているので、何も果物にこだわることはないが、ドリンク類には糖分を初めとする「余計なもの」も含まれている。できればドリンク剤ではなく、果物から摂取するようにしたい。

そもそも「朝の果物は宝石」とも言われる。バナナやキウイにヨーグルト、野菜などを加えてミキサーで「スムージー（ドロドロのジュース）」をつくって朝食代わりにしている人も多い。典型的な「健康ジュース」である。

香りにはリラクゼーション効果もあるのだから、ストレス解消、うつ予防のためには積極的に摂るようにしたい、朝の食べ物である。

❖――香りや匂いでリラックスする

このように、ストレス対策のためには、「香り、匂い」も活用したい。

人間は香りや匂いには、敏感だ。イヤな匂いなら顔をそむけ鼻をつまみ、いい香りならリラックスしたり元気になったりする。

手軽なところで、**入浴剤などを工夫するだけでも違ってくる。たとえばラベンダーは気持ちを落ち着かせる。柑橘系の入浴剤にもリラックス効果がある。**

また、ハーブティーなどもいいだろう。専門店に行けばいろいろな種類のハーブティーが販売されている。朝のコーヒーは元気を出すにはいいかもしれないが、夜のコーヒーはカフェインの作用で寝付きを悪くする。

しかし、**甘酸っぱいハーブティーを飲めば、かなりリラックスできるはずだ。**

5 睡眠日誌をつけてみよう

❖——ストレスは睡眠障害を伴うことが多い

ストレスがたまると、かなりの確率で睡眠障害が起こる。先ほどレム睡眠とノンレム睡眠について触れたが、このリズムが狂い、眠りが浅かったり、悪い夢を見たり、そもそも眠れなかったり……といろいろだ。

睡眠の質が悪いと、朝の寝覚めも良くない。出社したくても起きられない……。こうしてうつに進行していくケースも多い。ではどうするか——。

かつて私は「睡眠日誌」をつけていた。主治医から言われたのだが、何時に眠って何時に起きたか、眠りは深かったかどうか、途中で目が覚めたか、その日の〝気分〟はどうだったか——などを書いていく。

162～163ページがその様式だが、自分なりに工夫してもいいだろう。たとえば**睡眠日誌と連動させる形で、簡単な日記をつける**。これもストレスや気分中心のものだから、

①睡眠薬を飲まずに眠れた。
②朝の目覚めがいつもより良かった。
③朝、1時間ほど散歩をして気分が良くなった。
④イライラがいつもより少なかった。
⑤いつも飲んでいる精神安定剤を飲むのを忘れていたほど、気分はまあまあだった。

——こういう感じで、できればプラスの要素を書いていく。プラスの要素がない場合は、

①今日はイライラがひどかった。
②憂うつだった。
③眠れなかった。

——とマイナスの要素を簡単に書く。

もっとも、ストレスがたまっているときやうつっぽいときは、何もしたくないものである。

睡眠・覚醒チェック表

年	月		氏名	

（午　後）（時）

	0	2	4	6	8	0	2	4	6	8	10	12	気分 -2 -1 0 1 2	日常行動	起床時刻	就寝時刻
1日（　）																
2日（　）																
3日（　）																
4日（　）																
5日（　）																
6日（　）																
7日（　）																
8日（　）																
9日（　）																
10日（　）																
11日（　）																
12日（　）																
13日（　）																
14日（　）																
15日（　）																

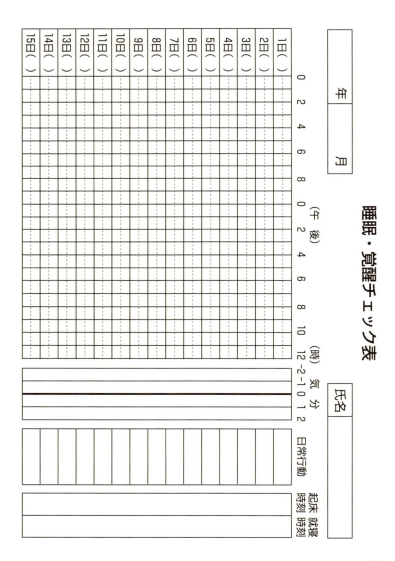

16日(　)				
17日(　)				
18日(　)				
19日(　)				
20日(　)				
21日(　)				
22日(　)				
23日(　)				
24日(　)				
25日(　)				
26日(　)				
27日(　)				
28日(　)				
29日(　)				
30日(　)				
31日(　)				

眠りの状態　ぐっすり眠った　ウトウトしていた　眠らず床についていた　起きていた

気分の状態　(+2)絶好調　(+1)好調　(0)普通　(−1)少し悪い　(−2)とても悪い

日 常 行 動　日常生活で変化のあったことを記入する。(例——①友人とおしゃべりした　②映画を観た)

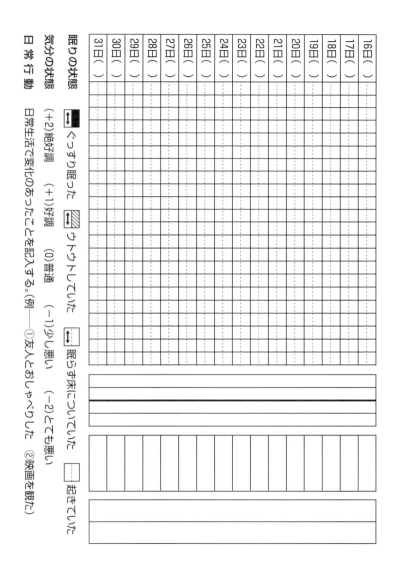

だからこういう日誌も苦痛になるかもしれない。そういうときは自分を責めたりせず、書くこと自体をやめる。

自分に無理をかけないのも、ストレスをためないためには大事なのである。

ただ、できれば睡眠日誌は、少し頑張ってつけてほしい。1か月を見ると、たとえば気分の波があったり、よく眠れている日が続いたり……と〝傾向〟が見えてくる。

眠る前でも起きたときでもいい。儀式のように睡眠状態を記録する習慣をつける。こういう習慣が身につけば、自分がどういう眠り方をしているかも把握でき、睡眠の質も自然と上向いていくものだ。

❖——日記がつけられなくても、睡眠日誌だけはつけたい

また、その日の〝気分〟を5段階ぐらいで記入してもいいだろう。

−《マイナス》2　最悪だった　　−《マイナス》1　少し悪かった　　0　普通の気分
＋1　良かった　　＋2　絶好調

午前中は「−2」で午後から「＋1」になった、という書き方でもかまわない。

ストレス・マネジメントは、自分にどんなストレスがあるかを自覚するところから始まる。それには**ストレスと密接な関係のある睡眠をマネジメントする**ことだ。

何らかの睡眠障害に陥り、朝がつらくなり、仕方なく睡眠薬に手を出す。そしてますます調子が悪くなる――私はそういう人を何人も見てきた。

よく、**酒より睡眠薬のほうが安全だ、と言われるが、私に言わせれば「どっちもどっち」である。**大酒を飲んで倒れ込むように眠ると、それは眠りと言うより気を失ったと言ったほうがいい。だが適度なほろ酔い気分で、胃腸のむかつきもなく、すーっと眠れるのなら、それはそれでいいと思う。

睡眠薬も、精神安定剤程度を週に1、2度なら、まったく気にすることはない。強い睡眠薬を常用することが問題なのである。

しっかりと良質の眠りを確保することで、前日のストレスも軽くなる。逆に気になって眠れないと、ストレスが増してしまう。

かといって、睡眠に神経質になり過ぎることはない。仮に1日あまり眠れなくても、「翌日眠れば何とかなる」というぐらいの気持ちでいたほうがいい。**人間は一晩眠れないだけでボロボロになるほどひ弱ではない。**

6 忙しくしない働き方でストレスをためない

❖――通勤時間の上手な使い方

その日いろいろなストレスがあったとしても、良質な睡眠がストレスを和らげてくれる。しかし、いい睡眠のためには1日の過ごし方も大切だ。

残業が多く、帰宅も深夜になるようでは、なかなか眠れない。とはいえ、これは個人の努力だけではむずかしいだろう。テキパキと仕事をこなして定時に終わるのが理想だが、会社の都合でそうもいかないことも多い。

厚生労働省では月の残業時間が80時間を超えるようだと、「過労」になるとしている。理想論かもしれないが、経営者側も働く側も、「残業ゼロ」をめざすべきだとは思う。

だが、それはなかなかむずかしいことだ。であれば、少しでもストレスのたまらない方法を考えてみよう。それには第2章の119ページでも触れたように、「やるべきことリスト」をつくったり、机の上を整理整頓するだけでも違う。

知り合いの会社のオフィスには、果樹園かと思うぐらい観葉植物がある。こういうものも、それなりに癒しになる。また、1つの仕事を30分続けたら、いったん小休止し、窓を開けるなどの小さな工夫もしたい。

うつっぽくなり始めると、朝がきつくなる。朝食も摂らずに電車に飛び乗り……という人も多いだろう。

だから、通勤やオフィスでストレスをためない方法を考えたい。

通勤時間が長い人は、できるだけ「座って」通勤するようにする。そこで窓からの太陽光を浴びるだけでも違ってくる。

通勤時間は資料の整理と準備をする、という人もいるかもしれないが、私はあまりお勧めしない。リラックスできる好きな音楽でも聴いて過ごすほうが、ずっといい。仕事関係の本や雑誌を読むのは立派な心がけだが、ほどほどにしたほうがいいだろう。

❖――優先順位だけでなく「劣後順位」をつける

仕事の手際が悪い人は、やるべきことの〝優先順位〟がはっきりしていないものだ。すべてに優先順位をつけなくてもいいが、せめて1番目と2番目ぐらいは、はっきりさせておいたほうがいい。

また**優先順位ではなく「劣後順位」をつけるのもひとつの方法だ。つまり、「これとこれは、やらない」と決める。**案外とこれがリラクゼーションにつながるものだ。

そういうふうにしていると、たとえばゆっくりコーヒーを飲んだり、仕事をひと休みする時間も取れる。そうした空き時間をつくるだけで、気持ちも落ち着いてくるはずだ。

「あれもこれも……」

というのではなく、仕事にはメリハリが大事なのである。何ごとも冷静に、落ち着いて、そして計画的に進めてほしい。

もともとストレスをためやすい人は、何もかも抱え込んでしまう傾向がある。しかし超人でもない限り、一人でできる仕事量は限られる。まずそのことを自覚しよう。

しかし――、それでもどうしても忙しい人も、いるかもしれない。

そのときは、**忙しいことをプレッシャーに思わないことだ。**

「忙しい！　だけど意味のある仕事なんだ」

と思う気持ちの切り替えができるだろうか。

簡単に気持ちを切り替えることはむずかしいが、悩みがちな人は意識して、「この仕事は楽しいんだ！」と思うようにしたいものである。

❖——忙しさのなかに自分だけの時間を持つ

人間は仕事だけで生きているわけではない。無趣味な人は、定年退職になるとやることがなくなり、一気に老化するという。ひとつでもいい。仕事よりも夢中になることのできる趣味を持とう。そのときおそらく、気持ちはとてもリラックスしているはずだ。

たとえば週末は、自分の好きなことをして過ごす。仕事人間を頭から否定はしないし、それはそれで素晴らしい一面もあると思う。しかし、**ストレスとかうつという心の視点で見た場合、休日返上で仕事をするようなことは避けたい**ものだ。

仕事中でも、自分の時間をつくることはできる。これは私の行動パターンでもあるのだが、待ち合わせの喫茶店などには少し早く行って、本を読んだり音楽を聴く。私は俳句が趣味なので、句をつくることもある。もちろんそこで仕事の準備をすることもあるが、それはなるべく出かける前に済ませるようにしている。

極端な話、そこで何もしなくてもいいと思う。そういう**「休み」の時間が、ストレスをためないひとつのコツ**でもあるだろう。

7 睡眠前の〝準備〟で良質な睡眠を確保する

❖――遅くとも「午前1時」までにはベッドに入る

ストレス対策、うつ対策で重要なのが「睡眠」である。このことは第2章でも詳しく触れた。「いい睡眠」でリラックスし、ストレスを軽くすることがポイントになる。

食事をするとき、「今日は2kg食べた、3kg食べた」とは言わない。「どういうものを、どういうバランスで食べた」と言うだろう。睡眠も同じである。いくら長時間眠っても、浅くて夢ばかり見る睡眠では、あまり意味はない。たとえ短時間でも、深く、しっかりと脳を休めてやることが必要になるのだ。

まず、基本は朝型が理想なのだから、職業上やむを得ない場合以外は、遅くとも午前1時までにはベッドに入る。サラリーマンの人は出社時間から逆算して、短くとも6、7時間前である。

とはいえ夜型になっている人は、なかなか眠れないものだ。ストレスがたまっていたり、うつっぽくなっている場合も、交感神経が優位な状態が続いたままだから、リラックスできない。**スムーズに副交感神経優位な状態に持っていかなければならない。**

ここで**睡眠薬を飲むのではなく、静かに深呼吸をしてみよう。**

横になったままでもいいし、座ってもいい。理想は腹式呼吸である。肺だけでスーハーするのではなく、全身の力を抜いてだらーっとした状態になって、ゆっくり〝お腹〟で息をするイメージである。

鼻から息を吸い込み、お腹を膨らませる――と言えばわかりやすいだろう。息を吐くときは口をすぼめて、少しずつゆっくり、お腹の中のものをすべて吐き出すようなイメージでやると、うまくいくと思う。慣れないうちは、先に息を吐き切ってしまうとよい。

❖――ストレッチで、緊張した筋肉をほぐす

ストレスまみれになっている人は、筋肉も緊張しているものだ。とくに肩や背中の筋肉が、カチカチだったりする。私も、スポーツマッサージを受けたことがあるのだが、首筋から背中にかけてが〝鉄板〟のようだと言われた。

ちょうど、うつが重いときでもあった。

誰かにマッサージしてもらうにしても、素人ではうまくいかない。でもやらないよりはマシだ。家族がいるなら、背中を中心に揉みほぐしてもらおう。

一人の場合は、**風呂でじっくり筋肉を柔らかくし、軽いストレッチをするだけでも、リラックス効果はある。**ストレスがたまっているときは筋肉は緊張し、体のあちこちの筋が固まっている。おそらく運動不足にもなっているだろう。

これを〝伸ばす〟のが、ストレッチ運動である。寝たまま、思い切り背伸びをしたり、手足をぐるぐる回したり……ここでは詳しいストレッチのやり方までは説明しないが、自己流でもかまわない。

ストレッチによって体を〝ほぐす〟ことで、リラックスした状態をつくり出せる。そうなると副交感神経も活発になり、心も体も和らぐだろう。

また、**就寝の3時間ほど前までには食事を終えよう。**食事をすると（とくにアルコールが入ると）、眠くなるが、ここですぐ寝てしまうと、胃の中のものが食道に逆流し、逆流性食道炎を起こすこともある。

フラスコに水を入れて、横に倒したとイメージすればいいだろう。

普通は、簡単に逆流しないように胃と食道の間には「弁」がある。だが年齢が進むと弁の働きも鈍くなるそうである。逆流性食道炎にならなくても、夕食を消化するために胃は必死で働いている。こういうときの眠りは、どうしても浅くなる。

そして**寝る1時間前からは、パソコン、スマホ、テレビは見ない**。こういうものからの光（ブルーライト）を受けると、脳はリラックス状態に入ることができない。

緊張した筋肉をほぐすには、まずぬるめの風呂に最低10分ほど入る。風呂の中というのは、意外と無心になれるものである。

ストレスがたまり、「うつかも……」というレベルになってくると、風呂に入るのも髭を剃るのも化粧するのも面倒になったりする。

「昨日、風呂に入ったから、今日はいいや」

ということが連日になってくると、やや黄色信号かもしれない。

私自身、うつが重くなるほど、風呂に入らなくなるどころか、シャワーも浴びなくなる。本や新聞も読まなくなる。要するにアクティブではなくなるのだ。こうなってくるとリカバリーはむずかしい。

このとき、少し頑張ってみよう。**ザッとシャワーだけで済ませたい気持ちはわかるが、できるだけ毎日「入浴」する習慣をつけてほしい。**

寝る前でなくてもかまわないから、簡単なヨガなどもいいだろう。むずかしく考えなくていい。座って目をつぶり、頭の中を空っぽにする。この「空っぽにする」のが、なかなかできない。仕事のことなどが次々と浮かんでくる。私もいまだにうまくいかない。

「大きく吸って……吐いて……」

自分に言い聞かせるように、つぶやく。このあたりのことは第2章の140ページでも触れた。「瞑想効果」とも言われる。

❖——簡単にできる自己催眠法もある

「自己催眠法」というものもある。

これは、簡単な自己暗示によってストレスを和らげ、睡眠状態に持っていく方法だ。

まず**ベッドの中でイヤなことは極力、考えない**。今日1日のイヤなことが思い出されてくるものだが、ここは自分に〝暗示〟をかける。「いいこと」だけを思い出すのだ。将来のことが不安になっても、「大丈夫！　うまくいく！」——と考える。

人生に悲観的になっている場合も、いいイメージだけを思い浮かべる。

「将来の私は幸せに生きている」

と、いいほうへ、いいほうへと考える。

そうは言っても、これはそんなに簡単にはいかない。「いいほうへ考える」習慣ができている人は、そもそもストレスはあまりたまらないだろう。**不安でストレスに押しつぶされそうなときは、「いいほうに考える」余裕すらないものだ。**かといって、「あれもダメ、これもダメ」とマイナスのスパイラルに落ち込んでいくと、簡単には抜け出せない。

そうなる前に、「私には明るい明日が待っている。いいこともある……」といったイメージを思い浮かべてみるように習慣づけたい。これをできるだけ毎日続けることだ。**少しずつでも続けていると、物事をいいほうに考えられるようになる。**

要は潜在意識に「いい人生、いい明日」を刷り込むのである。これを眠る前にやることで、結果的に良質の眠りになり、ストレスのたまらない生き方にもつながる。

また、仰向けになって全身をだらりとさせて、腹式呼吸をしながら、「右手が温かくなってきた……左手も温かくなってきた……」と自己暗示をかけていく「自律訓練法」も試してみていいかもしれない。本格的にやるのは面倒だという人もいるだろうが、要は体の力を抜ききってしまうのである。

うまくできるようになると、全身の〝凝り〟が取れ、自律神経も落ち着いてくる。自律神経失調症気味の人は、脈拍も安定しないが（頻脈の人が多い）、続けていくうちにドキドキしていた心臓も穏やかになる。

なお、**腹式呼吸もストレッチも自己催眠も、ゆったりとした服装でする**こと。パンツやパジャマのゴムも緩めにし、体を締めつけない状態にすることが大事である。昼間、ネクタイのままやっても、効果は薄い。

*

ストレスをためない習慣を、いくつかあげてきた。しかし習慣というものは、なかなか身につかないものである。次の第4章では、「行動科学マネジメント」の考え方を取り入れた「習慣づけ」の方法をご紹介したい。

第4章

誰にでもできる〝科学的〟な習慣化

ストレスや「うつ」に強くなる習慣を身につけるには、「行動科学マネジメント」の考え方が有効である。

特別寄稿 石田淳

1 習慣化は「行動」で考える

小野氏が言うように、「自分の考え方を変える」という取り組みは、口で言うほど簡単ではありません。むしろとてもむずかしいものです。**考え方やものの見方、とらえ方、意志といった「内面の力」で新しい習慣を身につけようとしても、なかなかうまくいくものではないからです。**

そこで本章では、私・石田淳が、「行動科学マネジメント」というスキルを使った、人間の〝行動〟に焦点を当てた習慣づくりのコツをご紹介したいと思います。

❖――ビジネスにおいて「ストレス」は当たり前

「部下に〝うつ傾向〟の人間が増えている」

「社員がみなストレスを抱えていて、社内に活気がない」

「管理職である自分も、さまざまなプレッシャーに押しつぶされそうだ」

私の元には、多くの経営者、現場マネジャーからこうした悩みに関する相談が寄せられています。

今、職場でのストレスは、ビジネスマネジメントの世界でも大きな問題となっているのが現実です。上司も部下も、働く人誰もがストレスを実感し、「もしかして、〝うつ〟かも？」と感じているのです。

本書をお読みになっている方のなかにももちろん、会社でさまざまなストレスを感じ、精神的にヘトヘトになっている方もいることでしょう。


仕事において、ストレスが発生することは当然と言えば当然です。

会社側から要求される重いノルマ、結果を出すことへのプレッシャー、いろいろな期限、「上司・部下」の図式に代表される、職場での人間関係の軋轢《あつれき》……。心療内科を受診したり、日常的に睡眠薬や精神安定剤を服用するビジネスパーソンは、かなりの数になるはずです。

なぜ、現代の職場はこうも「ストレスまみれ」なのでしょうか？

これにはいくつかの要因が考えられます。

ＩＴの発達による、仕事における人と人とのリアルなコミュニケーションの減少……職場では各人のデスクに当然のようにパソコンが設置され、他人と直接コミュニケーションをとることもなく、仕事を進めることができるようになりました。

ところが、**便利になった反面、いざリアルに人とやりとりをする際には、そのこと自体が大きなストレスとなってしまう**のです。

また、長く続く不況も、仕事にストレスを感じる要因かもしれません。常にリストラを心配しなければならない、あるいは会社が嫌で辞めてしまおうと考えても、思い通りの転職ができない、何より明るい未来が描けない……。

かつての高度経済成長時代には、多くのビジネスパーソンが「一生懸命仕事をしていれば、やがて報われて幸せな人生が待っている」といった価値観で仕事に精を出していました。

ところが現代は、そんなわけにはいきません。

人とのコミュニケーションも軽視され、経済的にもネガティブな要素ばかりがあふれる日々が続く……。自分一人で悶々と悩むのも普通のことです。

つまり、現代の日本のビジネス界は、小野氏が再三、強調しているように「気持ちが落ち込む」「もしかしてうつかもしれない」という状況が、もはや〝当たり前〟の世界だということです。

「ストレスは、抱えていて当然」

決して自分が特別弱いわけではない、という認識を持つべきでしょう。あなたが「弱い」わけでも何でもないのです。それにストレスを感じやすい人は、一般に気くばりもでき感受性も鋭いとも言われます。

❖――習慣化は大事だが、現実には簡単ではない

「毎日の習慣を少し変えるだけで、うつは防げる」

小野氏のこの考え方には、私も全面的に賛成します。

しかし問題なのは、これまでに小野氏も言っているように、**「考え方や行動パターンを変えるのは、なかなかむずかしいことかもしれない」**ということです。

「今の生活を改めたい」「昨日とは違う自分になりたい」「良い習慣を手に入れたい」などと願う人は大勢いることでしょう。

「成功する人はこんな習慣を身につけている」

「人生を変える○○○という習慣」

そんな「習慣術」に関する書籍も、多く出回っています。

また、ここまで本書をお読みになって「生活習慣を変えれば、うつにはならない」ということに共感された方もいることでしょう。


ところが、**「さあ、良い習慣を身につけよう！」と思ったところで、すぐに新しい習慣をものにすることができるかといえば、そんなことはありません。**

いざ新習慣を試してみても、どうしてもうまくいかない、続かない……。「習慣化が大切」と頭では理解していても、現実にはその通りにならないのです。

その結果として待っているのは、「挫折感」です。


「ちょっとしたことすら習慣化できない自分は、結局意志が弱いんだ」

「物事を続けられない、飽きっぽいというのは、この性格の問題なんだ」

そう結論づけて、自分を責めてしまうのです。

そしてさらに落ち込む。「どうせ続けられないんだ」と、やる気をなくす……まさに堂々巡りの状況ですね。これでは何のために生活習慣を変えようとしているのか——ということになってしまいます。

しかし、私の考えでは、習慣化することは〝意志〟や〝性格〟の問題とは、ほとんど関係がありません。

❖——なぜ習慣化することはむずかしいのかを考える

そもそも「習慣」とは何でしょう。

それはずばり、あなた自身の取る「行動」です。

当たり前のことのようですが、これを勘違いする人が大勢いるものなのです。

そう、習慣を「意志」や「性格」の問題ととらえてしまうこと自体が、勘違いなのです。**習慣とは行動。意志や性格、考え方や哲学などとは、まったく無関係のものです。**

「習慣化がむずかしい」のは、この勘違いが原因です。「もっとやる気を出そう」「もっと〝きちんと〟暮らそう」などと、具体性のない自分の「内面」にばかりフォーカスしてしまい、物事が身につかないことも、内面、精神面の問題にしてしまうのです。

この考え方、もののとらえ方自体が、習慣化をむずかしくしているわけです。

そもそも**「やる気を出そう」といくら考えても、やる気がわき出るものではありません。**

これは社内での部下へのマネジメントになぞらえればわかりやすいでしょう。

「習慣化」がむずかしい理由とは？

そもそも **習慣** とは？

＝

行動 のこと

もっとやる気を
出そう

きちんと
整理しよう

生活のスタイルを
見直そう

これらはすべて、意志や考えといった
精神的な「内面」の問題

↓

行動するための環境を整えて、
少しでも「行動」しやすくする

「ウチの新人はちょっとやる気がないなあ。もっとやる気を出してもらわなきゃいけない」

マネジャーであれば、そう考えます。そして彼は、部下に対してさまざまなアプローチを試みます。「もっとやる気を出せ！」と毎日檄を飛ばす。あるいは酒の席を設け、やる気が出るように励ます……。

しかし、相手の部下にとってそれは「ありがた迷惑」でしかないでしょう。

なぜなら、当たり前のことですが、**「やる気を出せ」と言われたところで、やる気が出るものではない**からです。

だからこそ、多くの人が「うつかもしれない」と悩んでいるのです。内面をどうにかする、つまり「〝やる気〟を出そう」と一生懸命考えたところで、どうにもならないわけです。いくら自分の内面を変えようと頑張ったところで、習慣化はうまくいきません。

❖――まず「行動」に着目し、科学的な目で行動を見る

では、どうすればいいか？

先ほど、「習慣とは行動」とお話ししました。

そう、習慣化の際に着目すべきは、自分自身の「行動」。意志や考え方といった内面ではありません。もう少し具体的に言えば、行動するための条件や環境を整えて、自分で自分の

行動をコントロールする……つまり「行動しやすくする（あるいは行動しにくくする）」ための工夫を施す、ということです。

このやり方の根本となっているのが、私が提唱する「行動科学マネジメント」です。

私の行動科学マネジメントは、アメリカのビジネス界、教育界で一般的となっている行動分析学、行動心理学に基づいたマネジメントの手法を日本向けにアレンジしたものです。現在、多くの企業、各種団体・機関がこの手法を導入し、成果を挙げています。

行動科学マネジメントが対象とするのは、ビジネスの現場だけではありません。セルフマネジメントやコーチングなど、ビジネスとは関係のない個人のスキルアップ、また学校教育、障がい児教育などの教育関係、子育てまでをも守備範囲とする「万能型」のマネジメントスキルです。

そもそも行動科学マネジメントは、アメリカの心理学者B・F・スキナーが行動分析学をベースに、人間の行動原理に着目した科学的な手法です。

科学的ということはつまり、**「いつ・誰が・どこで」やっても同じような成果が得られる「再現性の高い」手法**だということです。

そもそも「行動科学マネジメント」とは？

どうすれば「行動」しやすくなるのか!?

↓

内面的な要素を一切排除し、
科学的に考える

↓

「いつ・誰が・どこで」やっても
同じような結果が得られる
「再現性の高い」手法

ある「行動」を取るために、
苦労して考え方を変えたりせず、
全く論理的にスムーズに動ける

2 行動科学マネジメントのメカニズムとは？

❖――まずは「具体性」を身につけることだが……

科学的手法ゆえに、行動科学マネジメントは〝曖昧さ〟を徹底的に排除します。

「毎日早起きするぞ！」「規則正しい食事を心がけよう」「有酸素運動を習慣にしよう」……うつ防止のためにこうした目標を立て、新しい習慣を身につけることを固く決意したとしても、なかなか第一歩を踏み出せない、進められない、続けられないという人が大勢います。

第一歩を踏み出せない、進められない、続けられないということは、すなわち「どんな行動を取ればいいのかがわからない」ということです。

「早起きをする」「心がける」「習慣にする」……実はこれらの言葉は、行動科学マネジメントでは〝行動〟と呼べるものではありません。**行動科学マネジメントには「MORSの法則（具体性の法則）」というものがあり、「行動とは何か？」がはっきりと定義されています。**

Measurable（計測できる）
Observable（観察できる）
Reliable（信頼できる）
Specific（明確化されている）

これらの頭文字を取って、「MORS」です。この4つの要素が揃って初めて「行動」と呼べるのです。

たとえば「毎日早起きをする」では、具体的な行動とは言えません。

M（計測できる）：「毎日／午前6時に起きる」
O（観察できる）：「ベッドから出て、服を着替えている」
R（信頼できる）：「起きて、家族と話している」
S（明確化されている）「毎日アラームがセットされている」

このように具体的な行動に落とし込めるのです。

習慣化の第一歩は、自分が習慣にしようとしていることを「具体的な行動」に落とし込むことです。「がんばるぞ！」「ちゃんとやるぞ！」は行動ではありません。それではまだまだ自分の「内面」に頼ってしまうことになるのです。

❖――行動を無理なく「習慣」にさせる方法とは？

同じ行動が繰り返されれば、やがてそれが習慣となります。
ではなぜ、人は行動を繰り返すのか？
人の行動とは、次の３つの要素から成り立っています。

Ａ　先行条件（人が行動を起こすきっかけ。行動する直前の環境）
Ｂ　行動（行為や発言）
Ｃ　結果（行動した直後の環境変化）

この一連の因果関係を行動科学マネジメントでは「ＡＢＣモデル」と呼んでいます。
たとえば「部屋が寒いからエアコンをつける」という行動を、このモデルに当てはめてみ

「MORS」の法則が基本

Measurable（計測できる）
Observable（観察できる）
Reliable（信頼できる）
Specific（明確化されている）

↓

この４つが揃って初めて、
具体的な行動と言える！

(例)「毎日６時に起きる」（計測できる）
「ベッドを出て服を着る」（観察できる）
「起きて家族と話をしている」（信頼できる）
「毎日アラームがセットされている」（明確化されている）

習慣化の第一歩は、習慣にしようとしていることを「具体的行動」に落とし込むこと！

ましょう。

「部屋が寒い」（A）

「エアコンのスイッチを入れる」（B）

「部屋が暖まる」（C）

となります。

このとき、エアコンのスイッチを入れたら「冷風が吹き出して部屋が冷えた」あるいは「全然暖かくならなかった」という結果（C）だとしたら……もうその人は寒いからといってエアコンのスイッチを入れるという行動は起こさないでしょう。服を着る、部屋を移動するなど、違った行動を選択するはずです。

つまり、**人間の行動は「結果」に大きく左右されるということです。**

このメカニズムは、人間関係にも当てはまります。何か仕事上でわからないことがあって、同僚に相談しに行った際……。

A「わからないことがあった」

B「○○という同僚に相談しに行った」

ここまではこうなります。そして次のC（結果）が「『そんなこともわからないのか』と言われた」「『いちいち聞きに来るなよ』と迷惑がられた」などというものだとしたら……もうその同僚には、何かわからないことがあっても相談には行かないでしょう。

これは感情という内面の問題以前の、人間の行動原理、行動のメカニズムなのです。

行動科学マネジメントは、このメカニズムを意図的にコントロールします。これによって、人は行動を繰り返す……つまり「習慣」を手に入れることができるのです。

習慣を手に入れる着目すべき「2つの行動」

前章までの小野氏の「うつ防止・うつ脱出の習慣づくり」は、行動科学的に見ると実は「2種類の行動」に分けることができます。

ひとつは「増やすべき行動」。早起きや軽い運動、規則正しい望ましい食事についてのお話がそれですね。

そしてもうひとつが「減らすべき行動」。行き過ぎた服薬、夜更かしなど、自律神経の乱れにつながる「やめたほうがいい行動」です。

行動科学マネジメントでは、増やすべき行動を「ターゲット行動」、減らすべき行動を

「ライバル行動」と呼び、良い習慣をつくるために着目します。

ターゲット行動＝増やしたい行動とは、つまり自分が「したい」と思っているけれどなかなかできない行動のこと。たとえばうつ防止、あるいはダイエットのための有酸素運動などですね。小野氏のお話を読んで、「そうだ、これからはジョギングを習慣にしよう」と思い立っても、なかなかできるものではないはずです。

それが簡単にできるようなら、うつになどなりませんし、なったとしてもすぐ治ります。

一方ライバル行動は、言ってみれば「ついついやってしまう」行動のことです。ついついネットサーフィンをして夜更かししてしまう、ついついお酒を飲み過ぎてしまう、ついつい朝寝坊をしてしまう……ダイエットなどで言えば、ついついお菓子を食べてしまう、といったことです。

自分が増やしたい行動とはどんなものか？　減らしたい行動とは何か？　まずはそれを明確にします。

そして**増やしたい行動であれば増やし、減らしたい行動であれば減らす**。これで良い習慣はばっちりあなたのものに……と、簡単にいけばいいのですが、そうもいきません。

なぜなら、ターゲット行動はもともと増やしにくく、逆にライバル行動は減らしにくいものだからです。

- ターゲット行動は、すぐに成果を享受できない
- ライバル行動は、すぐに成果を享受できる

これが、ターゲット行動を増やしにくく、ライバル行動を減らしにくくしている理由です。

❖——行動をコントロールするつもりが、行動にコントロールされている？

たとえばうつ防止のために朝早く起きて散歩をするとします。これはもちろん増やしたいターゲット行動ですよね。

しかし、一度だけ早起きして散歩をしたからといって、すぐに毎日やる気に満ちた生活が送れるかといえば……もちろんそんなことはありません。あくまでも**「習慣化」してこそ、意味があるわけです。**

ライバル行動の場合はどうでしょう。やめたい「夜更かし」……。しかし、ネットサーフィンはそれこそ〝ついつい〟やってしまうほど楽しいものです。インターネットは見てすぐに、その瞬間楽しめるものだからです。

たとえば多くの人がやめたいやめたいと思っていてもなかなかやめられない「過度の飲

酒」。これも、お酒を飲めばすぐにおいしい、楽しいと感じてしまうからです。

「速やかに仕事に着手する」（ターゲット行動）

「でもその前にスマホでＳＮＳのチェックを」（ライバル行動）

「毎朝30分間英会話の音声教材を聴く」（ターゲット行動）

「でも、眠いからもう30分寝ていよう」（ライバル行動）

このように**ターゲット行動とライバル行動は、裏表の関係にある**ものです。

人は自分の行動をコントロールしようとしても、その実、自分の行動にコントロールされているものなのです。

「毎日歩いて最寄りのポストまで行く」

……たったこれだけの習慣を身につけようとしても、たとえばそこには「家で横になっている」「もう少しテレビを観ている」といったライバル行動が潜んでいるわけです。それは自分の「意志」や「性格」とは関係ありません。人間の行動原理なのです。

❖──行動の「結果」をコントロールして習慣をつくる

では、どうすればいいのでしょう。

増やしたい行動は増やしづらく、減らしたい行動は減らしづらい。それが人間のメカニズムというものだ……。だからといって、あきらめることはありません。

このメカニズムを利用して、増やしたい行動を増やす、減らしたい行動を減らす。それを積み重ねる。これが行動科学マネジメントの習慣づくりです。

どういうことをするかといえば、単純なことです。**「ターゲット行動は取りやすいようにする」「ライバル行動を取りにくくする」**という工夫をすればいいのです。

まず工夫するのは、行動の「結果」です。

先ほど、人間の行動は「結果」に大きく左右されるというお話をしました。ならば、行動の結果を意図的にコントロールすればいいわけです。別の言い方をすれば、行動の「理由」や「目標」は二の次でいい、ということです。

「うつにならないために……」このことはもちろん大切ですが、習慣化は、そういった切実な理由よりも、「行動したらどんな結果が待っているか?」ということのほうが大事です。

「○○○という良い習慣を身につけて、うつを治そう。なりにくくしよう」

これは小野氏も強調しています。しかしそれもあくまで習慣化の結果、「すぐに享受できる」ものではありません。**まずは具体的な行動を取り、それを積み重ねて習慣としてから得**

果ということです。

つまり、習慣化でフォーカスすべき「結果」とは、まず取る「具体的な行動」に対する結果ということです。

多くのビジネス書で、「目標設定さえ正しくできれば、人は物事を成し遂げることができる、高いパフォーマンスをあげることができる」といったことが語られていますが、私はそうは思いません。

目標とは、行動科学マネジメントのＡＢＣモデルでいうＡ、すなわち先行条件に当たるものです。そして、この先行条件が人間の「行動の継続」に与える影響は、たった０～20％くらいのものだと言われているのです。

「理由」もまた、先行条件です。つまり、**どんなに正しい目標や切実な理由があったとしても、それ〝だけ〟では行動を継続すること……習慣化はむずかしい**、ということです。

「どうして行動するのか？」よりも「行動したらどうなるか？」が大事。ですから、行動の「結果」を意図的にコントロールするのです。

つまり、行動の結果を「いい結果」に変えるようにする、**行動を取ったことにメリットを与える**のです。

❖自分への「ごほうび」を考えよう

ごく簡単に言い換えれば、行動に対する「ごほうび」をつける。専門的には「動機付け条件」「行動のリインフォース（強化）」と呼んでいます。

たとえば**「毎朝の散歩」の結果をいいものにすることを考えてみましょう。**

おわかりのように「うつ気分の解消、防止」は、習慣化の果ての結果（専門的には「ラストゴール」と言います）です。それよりも、行動の継続のために考えなければならないのは、1回ずつの散歩そのものに対する結果です。

「散歩から帰ってきたら、好きな飲み物を飲む」

こんなことでも、充分に「動機付け条件」となります。

また、静かで空気のきれいな早朝の街を歩くことは、それだけで気持ちのいいものです。この「気持ちがいい」という感覚自体が、散歩の「いい結果」にもなり得るのです。

さらにごほうびとして考えられるものに「（他者からの）賞賛」というものもあります。

つまり、「ほめられる」こと。

「今日も早起きして散歩したんだ。健康的でいいよね」散歩から帰ってきたら、奥さんに

必ず一声かけてもらう……そんな単純なことが、散歩の結果を「いいもの」にします。

逆を考えてみましょう。散歩に出かけて帰ってきた。奥さんから「また朝からブラブラしてたんだ。近所に変に思われるじゃない」なんてことを言われたら……翌日は散歩に行く気も失せてしまうかもしれませんよね。


このように、行動の結果が「いい結果」であれば、人はその行動を繰り返します。逆に「悪い結果」であれば、行動することを止めてしまいます。

「自分へのごほうび」の設定は、習慣化の大きなポイントです。

❖――行動を「後押し」するものは何か？

さらに行動を増やすために有効なのが、行動の「後押し」となるものです。

専門的には「行動のヘルプ（補助）」と呼ばれるものです。

これもむずかしく考える必要はありません。

言ってみれば**「行動したくなるような工夫」**です。

たとえば有酸素運動「ジョギング」を習慣化することを考えた場合……。

行動の後押し、行動したくなる工夫といえば、次のようなことが挙げられます。

「ターゲット行動」と「ライバル行動」とは？

行動科学マネジメント

＝

増やすべき行動☞ターゲット行動
減らすべき行動☞ライバル行動

↓

㊞「毎日歩いてポストに行く」というターゲット行動

「もう少し家で寝ていたい」というライバル行動

↓

- 行動の「ごほうび」を用意する
- 行動したくなるような工夫をする
- 行動のハードルを下げる

↓

習慣化につながってゆく

「お気に入りのカッコいいジョギングウェア」
「自分にフィットした履き心地抜群のランニングシューズ」
「快適に走るための音楽（イヤホン等）」
「走りやすいジョギングコースの設定」

つまり、走ることをより楽しく、より快適にする工夫です。

日々のデスクワークにストレスを感じている人であれば、「机周りをきれいにする」「おいしいコーヒーを飲みながら仕事する」あるいは「思い切ってカフェなど別の場所で作業する」というのも、楽しさ、快適さのための簡単なアプローチです。

この**「行動のヘルプ（補助）」は、先の動機付け条件とは異なり、専門的にはＡＢＣモデルのＡ、すなわち先行条件をコントロールするものです。**この補助がなければ習慣化はできない、というわけではありません。ただ、行動自体が「楽しいもの」であれば、人は喜んで行動を繰り返すものです。

❖——行動の「ハードルを下げる」

さらに、「行動のハードルを下げる」ということも、習慣化のポイントとなります。

これもまったくむずかしく考える必要はありません。要は「行動しやすい工夫」です。たとえば筋トレを習慣化したいと考えている人がいるとします。もしその人が、日々の筋トレで必ず使うダンベルをいつも押し入れの奥に収納しているとしたら……。毎回の筋トレでいちいちダンベルを引っ張り出してこなければならず、面倒ですよね。

「行動のハードルを下げる」というのは、この〝面倒〟〝不快さ〟を極力少なくして、即行動できるようにする工夫です。

ですから、筋トレの場合の「ハードルを下げる」こととは、「ダンベルは出しっ放しにしておく」というのが正解でしょう。

早起きが億劫という人は、「(朝起きたら)部屋が寒い」という不快さが原因となっている場合もあるでしょう。そんなときは「エアコンのタイマーを起きる数分前にセットしておき、暖かい部屋をつくっておく」という、これだけの工夫がきわめて有効です。

「つらいことだけど、しっかりやらなきゃ」

そんなふうに自分を追い込む必要はまったくありません。**行動が面倒だったり、しんどかったりする場合には、「もっと楽に行動できるように工夫すればいい」……これが行動科学マネジメントのアプローチです。**

3「ちょっとずつ」というアプローチで習慣化する

❖――一気にゴールを目指してはいけない

本書の「プロローグ」で小野氏が言う「少しいい加減になる」ことは、習慣化においてもきわめて重要なファクターです。

嫌なことを無理矢理やるのではなく、結果を「いいもの」にする。
より快適に行動できないか？　より楽しく行動できないか？　を工夫する。
面倒なことを、もっと楽にできないかと考える。

一見すると〝自分に甘い〟ようなスキルですが、これこそが膨大な実験結果から導き出された、人間の行動原理に基づく科学的なセルフマネジメントスキルなのです。

行動科学マネジメントの習慣化スキルでは、「ちょっとずつやる」ということも重視しています。これも生真面目な人からすれば〝いい加減〟〝自分に甘い〟と感じるかもしれません。しかし、**「ちょっとずつやる」は、専門的には「系統的脱感作法」という、臨床心理学の分野で確立されたきわめて科学的な方法**なのです。

たとえば泳げない人をいきなり海に放り込んでも、それで泳げるようになるわけではありません。かつてはそのような指導法もあったようですが、現在は「まず水に慣れさせる」ことから泳ぎを教えます。

まずはプールに入って歩いてみる。次に水面に顔をつけてみる、次に頭まで潜ってみる、次に浮いてみる……そうやって徐々に徐々に、「ちょっとずつ」水への抵抗を無くさせ、泳げるようにするのです。

もちろんこれは水泳の指導に限った話ではありません。

たとえば「人前で話すことが苦手」という人がいるとします。彼を、会社のプレゼンテーションで大勢の前で話すことができる人材に育てるには?

「度胸一発！　気合いを入れれば怖くないさ！」

「要は場数だよ場数！」

……そんなことを言う人もいるでしょう。しかし、これは行動科学マネジメントの世界では思い切りNGです。もしうまく話せず、聴衆から白い目で見られたり苦笑されたりしたら……その人はいつまでたっても「人前で話すことが苦手な人」のままでしょう。

ではどうすればいいか？

「最初はプレゼンテーターのアシスタントをやらせる」
「会の司会進行のみをやらせる」
「専門箇所の説明のみ担当させる」

こうして、ステップを踏ませて、徐々に徐々に、一人で話す機会に向かわせるのです。
一足飛びに大きなゴールに到達することはないのです。

焦らず、ちょっとずつやる。
第2章で小野氏の言うように「こうでなければならない」という固定観念は捨てて、小さなゴールをゆっくりクリアしていけばいいのです。

❖――試してほしい「チェックリスト」

習慣化で大切なことのひとつに、「計測する」ということがあります。ターゲット行動がどれだけ増えたか、あるいはライバル行動をどれだけ減らすことができたのかを確認できなければ、新たに習慣を身につけるという〝自分の変化〟にも、張り合いを持つことができないでしょう。

たとえばゴルフをプレーする際に、スコアをつけずにただ単にホールアウトを繰り返しているだけだとしたら……。

ダイエットの際に、日々の体重の計測を禁止されたら……。

ランニングの練習で、何キロ走ったかをまったく記録していなかったら……。

健康診断で、前回との各種数値の変化を知らされなかったら……。

どれも行動に対する張り合いが持てないはずです。

「計測できる」「数字で見える」ということは、人の行動に大きな影響を及ぼすのです。

行動科学マネジメントでは、計測することを「メジャーメント」と呼び、非常に重視します。目に見えて計測できるとはすなわち「行動したか、していないか」が一目瞭然ということ。つまり〝具体化〟〝見える化〟が成されるわけです。

第2章で小野氏が言う「『やることリスト』の活用」などはまさに、行動の具体化、見える化の代表でしょう。

さらに、第3章でも書かれていた「劣後順位」も、行動科学マネジメントがとくに重視するものです。

劣後順位とはつまり「やらなくていいことの洗い出し」です。

はじめから**優先順位だけを考えたリストづくりでは、結局「あれもやらなければならない」「これもやらなければならない」と、いろんなことを抱え込んでしまいます。**

もちろん、あれもこれもとすべてをやり遂げるのは大変なこと。そして、やり残しがあった場合には、「あー、できなかった」と、挫折感を味わうだけです。

ですから、**まずは「やらないことリスト」をつくってみる、**というのもおすすめです。

そしてチェックすることによって、無駄なこと、余計なことをやっていないという満足感が得られるわけです。

習慣化は、もっと気楽に取り組みたいもの。〝具体化〟〝見える化〟も、そういった意味で使いたいですね。

❖――「ポジティブシンキング」にとらわれる必要はない

うつ気分の人が新しい習慣を身につけようとするとき、〝自分を変えたい〟と願うとき、つい考えてしまうのが、「もっとポジティブになろう！」ということです。

「自分はいつもネガティブだからうつっぽいんだ。もっとポジティブにならなければ」

こうして自分を無理矢理「前向きな人」に変えようとしがちです。

しかし、ポジティブをネガティブに変えようとしても、うまくはいきません。


もうおわかりのように、**ポジティブだとかネガティブだとかは、自分の「内面」の問題。それを何とかしようとしても、簡単にできるものではない**のです。

「ポジティブシンキングであることが大事」と主張する本も多くあります。しかしそもそもは、ポジティブシンキングであることが正しくて、ネガティブシンキングであることが間違っている……などということはないのです。


一生懸命内面を変えようとする……繰り返しになりますが、これは簡単ではありません。

だから、〝行動〟を変えるのです。

行動を変えることで自分を変える……これが行動科学マネジメントのアプローチです。


たとえば、自分を変えようと思い、熱心に自己啓発書を読みふける人もいるでしょう。しかし、なかなかうまくいかない……。

これは、その本に書かれている内容を自分の取るべき「行動」に落とし込むことができていないからです。

本を読んで勉強することはとても大事だと思いますし、大きな影響を受けることもあるでしょう。しかし、そこでまず変えるべきは、自分自身の「行動」です。

「どうしても〝内面〟を変えることができない」

それは無理もないことなのです。落ち込む必要はありません。

行動が変われば、あなたは変わることができます。

❖――「ちょっとずつ」で、あなたは必ず変わる！

先日私はブラジルで「アマゾンジャングルマラソン」という大会に参加してきました。40度以上にもなる気温のなか、260キロのジャングルを横断するという、まさにクレイジーなマラソンです。

残念ながら完走できませんでした。極度の疲労と脱水症状から途中で意識が朦朧となり、気がついたらメディカルに運ばれていて、あえなくドクターストップ、です。

これまでにも私は、100キロマラソン、いくつものトライアスロン、そしてサハラ砂漠横断マラソンや南極大陸トライアスロンなど、これまたクレイジーな競技にいくつも参加してきました。

「石田さんは本当にタフだな」

「すごくポジティブな人なんですね」

人からはよくそう言われます。

しかし**私のさまざまな挑戦は、本当に「ちょっとずつ」の賜物《たまもの》だと思っています。**


実は私がマラソンを始めたのは、40歳を過ぎてからのことです。

スポーツナビゲーターの方がランニングのメソッドを、私は行動科学マネジメントの「続ける技術」を指導し、「読者と一緒にフルマラソンを目指そう」という、ある雑誌の企画がそのきっかけです。

このとき、私はまったくのランニング初心者でしたが、決して体力、運動神経が乏しいとは思っていませんでした。

トレーニングにあたり、最初はどのくらいの距離を走ればいいだろうか……と検討していたところ、スポーツナビゲーターの方が私に提案したのは「まずは2週間、週2回、30分間だけ歩く」というものでした。

「え、それだけでいいの？」

さすがに戸惑いました。「42・195キロのフルマラソンを完走するためのトレーニングの第一歩が〝30分歩く〟?」

しかしこれは、行動科学マネジメントのアプローチとして、とても理にかなった提案だったのです。

週に2回、30分歩く。この小さなゴールを達成したら、次は30分のうち10分だけ走る。それが達成できたら今度は20分走る、そして30分走る、1時間走る……。まさに「ちょっとずつ」、徐々に徐々に走る時間を増やしていき、最終的にフルマラソンの距離を走るだけの力を身につけるというわけです。

その「ちょっとずつ」の果てに待っていたのが、アマゾンジャングルマラソンなど数々のクレイジーな挑戦です。まさに、小さな行動の積み重ねが自分自身を(大げさに言えば私の人生を)変えてしまったのです。

「ゆっくり歩けば遠くへ行ける」

——これは、どこかの国のことわざだそうです。焦ったり急いではいけません。

小さなゴールを達成できれば、そのつどそこに「達成感」と「自己効力感」が生まれます。

「達成してうれしい」という気持ちと、「自分にもできるんだ」という満足感です。その達成感、自己効力感が、いわばご自分へのごほうび、動機付け条件となります。そして行動を繰り返し、また次の小さなゴールへと向かわせます。

〝はじめの一歩〟は、本当に簡単な行動でいい。

まずは行動を起こすことです。うつを魔法のように治すことは、おそらくできません。じっくりと少しずつ進んでいきましょう。

行動を起こし、そこに「いい結果」があれば、人は行動を積み重ね、習慣が出来上がります。それが、人間というものなのです。

休んでいるだけでは「うつ」は治らない……あとがきに代えて

■私と「うつ」との長い付き合い

私が、「うつっぽく」なったのは、もう20年も前になる。当時はまだ、「私、うつです」と言うことはなかなかできなかった。実際私も「うつ病」ではなく自律神経失調症だっただろう。主な原因はストレスだ。

当時の私は40代。何人かの部下もいたし、中小企業だがそこそこの立場にいた。部下を管理するストレスが、まずひとつ。一気に成長した会社だけに仕事量も多かった。上司からは、「いつまでも現場にこだわるな」とも言われた。

事実その通りなのだが、私はまだ現場で働きたかった。

そんなこんなのストレスで、不眠症になり、会社に行きたくなくなった。軽度のうつだったかもしれない。そして何もかも放り投げるように辞表を出した。

私の人生で最大の後悔かもしれない。やめたことへの後悔ではなく、会社のさまざまな問題を放り投げて逃げてしまったことへの後悔だ。

会社をやめて私の気分は嘘のように軽くなったのだが、いろいろなストレスが襲ってきた。そのたびに、うつっぽくなり、かなり重くなったこともある。「死んだほうがマシだ」と思い詰めたこともあるから、立派なうつだったかもしれない。

退職して20年近く、私は自らの経験をもとに、3冊の「うつ関連本」を書いた。

1冊目は、焦って治そうとせず、うつと付き合うぐらいの開き直りを持とうというもの。

2冊目は、周囲の人間がうつになったときの接し方。

3冊目は、「そうは言っても、何もしなければ治らないよなあ」と思い、無理に頑張らなくていいから少しだけ前を向いてみよう、というもの。

私は医者でも科学者でも薬剤師でもない。だからこの3冊は、基本的に〝エッセイ〟と言ってもいい。しかし間違ったことは書かなかったつもりだ。

■行動科学マネジメントとの融合

かつては薬物療法が中心だった精神医学界も、「うつの多くは一種の生活習慣病」という見方をするようになった。そのことは、本書に書いた通りである。

生活のリズムを整え、薬も減らす。しかし、**「生活習慣を見直そう」と頭ではわかっていても、それはうつの人にとってはかなりの〝頑張り〟が必要になる。**自分に対して「ダメ出し」をすることにもなるからである。

これはとてもつらいことだ。下手をすると悪化する。

何とかできないものか……と考えているときに、石田淳氏の「行動科学マネジメント」を思い出した。

行動科学マネジメントとは、人間の行動や習慣を科学的に体系づけたものだ。簡単に言うと、「うつにならない習慣を身につけよう、身につけなければ……」は、心の問題であって、なかなかむずかしい。そこで、「習慣を身につけざるを得ない」あるいは、「知らず知らずのうちに身につく」行動を考えるものである。

そこで本書の第4章は、3章までの内容を踏まえた上で、行動科学マネジメントの視点から生活習慣を改善する技術を書いていただいた。私自身とても参考になることが多く、この本に〝幅〟を持たせることもできたと思う。

うつではなくとも、強いストレスを感じている人、このままではうつ病になるのではないかと心配している人……そういう人に行動科学マネジメントの技術を身につけていただきたい。ストレスは完全にはなくならないだろうが、大きく前進できるはずだ。

■「うつ」の概念が変わってはいるが、必ず治る!

本文でも触れたように、うつの患者数は急激に増えている。だがその多くは「病名を与えられた人」だと言っても差し支えないだろう。

私は以前、2カ月ほど「薬を抜くため」の入院をしたことがある。某大学病院だ。結局、薬は減らずに、今ようやく通院しながら薬を減らしている。

入院のとき驚いたのは、老人性のうつの患者と同じぐらいに、二十歳前後の若者が多いことだった。彼ら、彼女らは、病棟では「普通の若者」と何ら変わらない。なぜ入院までしなければならないのか不思議に思ったぐらいだ。

うつの入院は2、3カ月以上になる。若者たちは娯楽室でバラエティ番組を見ながら、しかし総じて自分勝手な行動をとる。だが入院でうつ、あるいはパニック障害、暴力的な言動が治るかというと、そうでもないようだ。

私の見る限り、ちょっと変わってはいるが決して病気とは言えない。もちろん彼らなりの苦しさやつらさを抱えてはいることも、話していてわかった。しかしあえて厳しい言い方をすれば、なかには「悩み」を病気のせいにしているような若者もいた。

世間ではそういう人に「新型うつ」という病名を与える。たしかに医学も進歩し、「うつ」の概念も変わって当然だろう。しかし彼らは本当に「病気」なのだろうか。もっと言うと、心が苦しくてのたうち回ったことが何度もある私でさえ、それは「病気」なのだろうか。人間なら大なり小なり抱く心の悩みでしかないのではないか――。

私はそういう迷いを持ちながらこの本を書いた。そのため、反発を買う点も多いかもしれない。しかし向精神薬を20年以上も飲み続け、気持ちのふさぎ込みがいまだに治らないのは、少しおかしいのではないかとも思う。

単に怠け者で意思が弱いだけではないのか――。

私はいろいろな試行錯誤を繰り返してきた。薬も驚くような量になったこともある。そのなかでひとつだけ言えることがある。

人間は普通、ストレスがたまる。うつっぽくなることもあるだろう。しかしそのことを大げさに考えることはない。心配性や感情の起伏の激しさ、落ち込み……これは大げさに言えば人類の持っている当たり前のものである。

考え込むなというのは酷な話だが、肩の力を抜くことはできる。行動科学マネジメントというツールもある。そうやって少しでも心穏やかに過ごすことは、むずかしくはない。

入院病棟の医師、看護師は、判で押したように「頑張りすぎないように」と言う。しかし動けないほどの重症ではないのなら、休んで何もしなければいいというものでもないと私は思っている。最小限でいい。治す努力は必要だ。

悩みをすぐに「病気」にしてはいけない。気持ちの落ち込み、体のだるさ、といった症状があるかもしれないが、「これはひどいうつだ！」と考えては、ますます悪化する。

いろいろな悩みに向き合い、ときには葛藤し苦しむ――それも人生だと思えるようになりたい。たしかに、「これってうつ病かも。脳の中のセロトニンが足りないから抗うつ薬を飲もう。認知療法もいいかもね」と考えたほうが、たぶん〝ラク〟だろう。

気持ちはわかるが、それでは問題は解決しない。

私自身、ストレスへの耐性は弱い。すぐに落ち込む。しかし、少しでも前向き（プラス思考ということではない）に、気楽に生きることができればと思う。

「そのうち軽くなるさ」

そう思うことも大事だろう。**うつは、治るのである。あきらめてはいけない。**

また、すべてではないが、ストレスをためやすく、うつになりやすい人は、自分を追い込む。その一方で意外と自己愛も強い。もしかすると、「うつになりやすい性格」を無意識のうちに守っているのかもしれない。

だからこそ、行動科学マネジメントという〝科学〟が有効になるのだとも思う。

この本を読まれた方の心が少しでも軽くなることを願っています。

小野一之

石田淳（いしだ・じゅん）

株式会社ウィルPMインターナショナル
代表取締役社長兼最高経営責任者。
一般社団法人組織行動セーフティマネジメント協会代表理事。
アメリカの行動分析学会 ABAI会員。日本行動分析学会会員。
日本ペンクラブ会員。日経BP主催『課長塾』講師。

◎――日本における行動科学マネジメントの第一人者。米国のビジネス界で大きな成果を挙げる行動分析を基にしたマネジメント手法を、日本人に適したものに独自の手法でアレンジ、「行動科学マネジメント」として確立させる。精神論とは一切関係なく「行動」に焦点を当てる科学的・実用的なマネジメント手法は、短期間で組織の８割の「できない人」を「できる人」に変えると評判。企業経営者などから絶大な支持を集める。グローバル時代に必須のリスクマネジメントやコンプライアンスにも有効な手法と注目され、講演・セミナーなどを精力的に行なう。

◎――行動科学マネジメントは実験再現性を重視する科学的分析手段をベースとしているため、業種や規模を問わず、驚くほどの効果をもたらし、現在ではビジネスのみならず、教育・医療機関、セルフマネジメントなどの各分野でも効果が実証されている。たとえば「好ましい習慣を身につける」ようなとき、無理なく科学的に習慣が身につくメソッドでもある。本書は、最近問題になっている「うつ」「ストレス」と生活習慣について、行動科学マネジメントの立場からさまざまなアドバイスをしている。

◎――趣味はトライアスロン＆マラソン。2012年4月にはサハラ砂漠250kmマラソン、2013年11月に南極100kmマラソン＆南極トライアスロンに挑戦、いずれも完走を果たす。主な著書に、ベストセラーとなった『教える技術』シリーズ（かんき出版）をはじめ、『行動科学が教える日本一やさしい職場ストレスマネジメント講座』（セブン&アイ出版）、『行動科学で人生がみるみる変わる！「結果」が出る習慣術』（角川マガジンズ）、『人生を変える行動科学セルフマネジメント』（大和書房）等多数。

〈石田淳オフィシャルホームページ〉
jun-ishida.com/

【著者紹介】

小野一之（おの・かずゆき）

◎――1953年生まれ。早稲田大学卒業後、出版社に入社。書籍の企画・編集に携わる。現在は独立して出版企画プロデューサー、エディター、ライターとして幅広く活躍中。

◎――出版社勤務時代の44歳当時（約20年前）、さまざまなストレスが引き金になり、「軽症うつ病」になる。退社後、一時的に回復したが数年後に再発。以来「うつ」と同居しながら仕事を続けている。「うつ病はじっくり治す姿勢が必要。しかし治すためには患者自身の多少の頑張りも欠かせない」が持論。心の病から自己啓発まで、落ち込んだ人が少しでも“元気”になることができるアドバイスを続けている。

◎――著書に、『わかりやすく説明・説得する技術』（PHP文庫）、自らの体験をもとにうつ病と付き合いながら治していくノウハウを書いた『「うつ」は、ゆっくり治せばいい！』、身近な人がうつになったときの対応について書いた『あなたの大切な人が「うつ」になったら』、「治そう」という意欲が少しはないとうつも治らないと書いた『「うつ」は、少しだけがんばって治す。』（いずれも、すばる舎）などがある。

「うつ」にならない習慣 抜け出す習慣

2017年3月25日　第1刷発行

著　者――小野一之
協　力――石田淳
発行者――徳留慶太郎
発行所――株式会社すばる舎
〒170-0013 東京都豊島区東池袋3-9-7東池袋織本ビル
TEL　03-3981-8651（代表）
　　　03-3981-0767（営業部直通）
FAX　03-3981-8638
URL　http://www.subarusya.jp/
振替　00140-7-116563

印　刷――ベクトル印刷株式会社

ISBN978-4-7991-0595-5